Firuz Shukurov
Fariza Halimova

FISIOLOGIA EM ESQUEMAS E DESENHOS

Firuz Shukurov
Fariza Halimova

FISIOLOGIA EM ESQUEMAS E DESENHOS

ScienciaScripts

Imprint

Any brand names and product names mentioned in this book are subject to trademark, brand or patent protection and are trademarks or registered trademarks of their respective holders. The use of brand names, product names, common names, trade names, product descriptions etc. even without a particular marking in this work is in no way to be construed to mean that such names may be regarded as unrestricted in respect of trademark and brand protection legislation and could thus be used by anyone.

Cover image: www.ingimage.com

This book is a translation from the original published under ISBN 978-620-5-51354-5.

Publisher:
Sciencia Scripts
is a trademark of
Dodo Books Indian Ocean Ltd. and OmniScriptum S.R.L publishing group

120 High Road, East Finchley, London, N2 9ED, United Kingdom
Str. Armeneasca 28/1, office 1, Chisinau MD-2012, Republic of Moldova, Europe
Printed at: see last page
ISBN: 978-620-7-62347-1

F.A. SHUKUROV, F.T. HALIMOVA.

FISIOLOGIA ESQUEMATICAMENTE

Shukurov F.A., Halimova F.T.
Fisiologia em diagramas e desenhos: livro de texto

O livro de texto apresenta secções sobre a fisiologia do sistema cardiovascular, do sangue e da respiração, de acordo com o programa. O manual é composto por três secções. A primeira secção contém esquemas que revelam fenómenos eléctricos no coração, propriedades fisiológicas do músculo cardíaco, automatismo cardíaco, função hemodinâmica do coração, estrutura do ciclo cardíaco, regulação do coração, leis básicas da hemodinâmica, pressão arterial e regulação da circulação sanguínea. A segunda secção contém esquemas que revelam as questões da fisiologia do sangue: propriedades do sangue; elementos formadores do sangue, hemoglobina, seus tipos e compostos; coagulação e grupos sanguíneos. A terceira secção contém esquemas que revelam questões de fisiologia do sistema respiratório: respiração externa; índices de ventilação pulmonar; pressão intrapleural; gases sanguíneos; trocas gasosas nos pulmões e nos tecidos; processos que ocorrem nos capilares do pequeno e grande círculo de circulação e regulação da respiração.

O manual foi concebido para estudantes de faculdades de medicina e biologia e universidades de medicina.

PREFÁCIO

Este manual foi preparado para publicação pelo Chefe do Departamento de Fisiologia Normal da Universidade Estatal de Medicina do Tajiquistão com o nome de Abuali ibni Sino, Académico da Academia Ecológica Russa, Doutor em Ciências Médicas, Professor F.A. Shukurov e Doutor em Ciências Médicas, Professor Associado F.T. Halimova. As explicações de cada esquema são apresentadas numa linguagem acessível, o que garante a assimilação do material sobre as questões relevantes da fisiologia. 50 anos de experiência pedagógica de Shukurov F.A. e 20 anos de experiência de Halimova F.T. permitiram apresentar os materiais de todas as secções de forma sistemática e numa linguagem acessível, o que contribui para uma melhor assimilação. A utilização deste manual permite estudar mais profundamente os mecanismos subjacentes às funções de todos os sistemas. A utilização dos esquemas deste manual e as explicações que lhes são dadas permitirão aos estudantes compreender as questões de todos os níveis expostas no "Caderno para as aulas de laboratório e o trabalho autónomo sobre a fisiologia normal"

IRRITANTES. LEIS DA IRRITAÇÃO DOS TECIDOS EXCITÁVEIS

Classificação dos estímulos por força

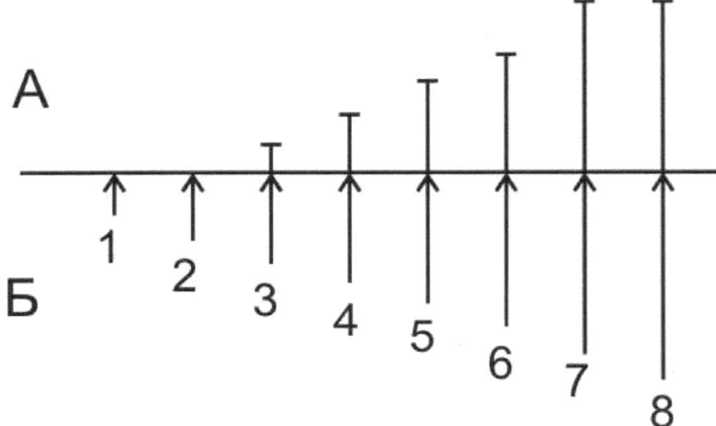

Classificação dos estímulos por força: A - magnitude da resposta, B - força do estímulo: 1,2 - estímulos sublimiares, **3 - estímulos limiares,** 4-6 - estímulos supra-limiares (submáximos), **7 - estímulos máximos,** 8 - estímulos supramáximos. Note-se que, para cada tecido, são registados um estímulo limiar e um estímulo máximo. O estímulo limiar é o menor estímulo que provoca uma resposta do tecido durante um tempo infinito da sua ação. O estímulo máximo é a menor força de estímulo que provoca a resposta máxima do tecido. Na ação de estímulos supramáximos pode haver uma resposta tecidular máxima, pode haver uma diminuição da resposta até que esta desapareça completamente.

Curva força-tempo

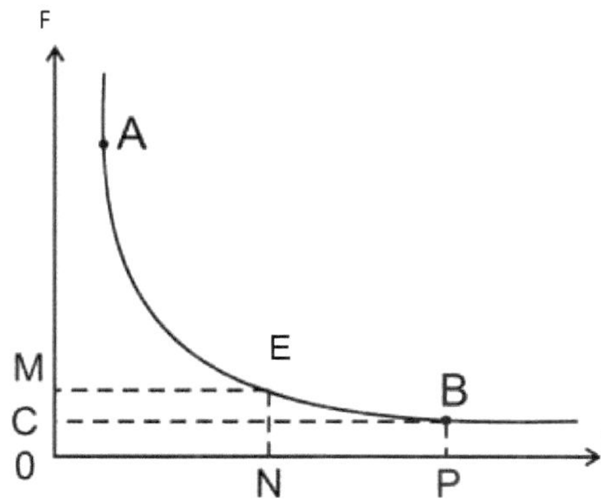

Uma curva força-tempo que reflecte a dependência da intensidade do estímulo (F) em relação ao tempo da sua ação (t). Esta dependência é inversamente proporcional em A-B: quanto maior for a intensidade do estímulo, menor será o seu tempo de ação. A partir desta curva podem ser determinados os seguintes índices: força limiar ou reobase (OS), tempo útil (RT) e cronáxia (ON). O tempo útil é o tempo mínimo que uma força limiar deve ser aplicada para provocar uma resposta tecidular. A cronaxia é o tempo mínimo de atuação de duas reobases para produzir uma resposta tecidular (a cronaxia é o tempo útil de atuação de duas reobases). Algoritmo para determinar a cronaxia: 1)encontrar um ponto na curva força-tempo onde a curva é paralela ao eixo força-tempo (ponto B), 2) traçar a partir deste ponto uma linha paralela ao eixo do tempo até intersectar o eixo da força (ponto C) e encontrar a reobase (OS), 3) duplicar a reobase (OM), 4) a partir do ponto M traçar uma linha paralela ao eixo do tempo até intersectar a curva força-tempo (ponto E), 5) baixar a perpendicular do ponto E ao eixo do tempo (ponto N). O segmento ON corresponde à cronáxia. A força limiar (reobase) e a cronaxia são uma medida de excitabilidade: quanto maior a reobase e a cronaxia, menor a excitabilidade do tecido.

A lei da taxa de aumento da força do estímulo

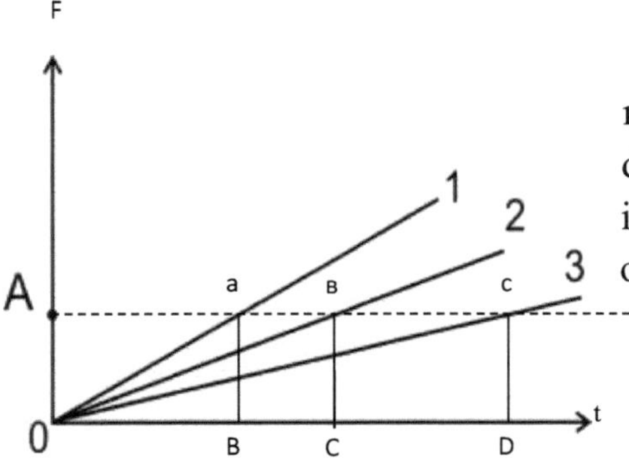

Este diagrama mostra três tecidos com diferentes limiares de intensidade de estímulo: o limiar mais elevado de intensidade de estímulo para o primeiro tecido e o mais baixo para o terceiro tecido. Uma das leis da irritação dos tecidos excitáveis é a lei que reflecte a dependência da excitabilidade do tecido em relação à taxa de aumento da força do estímulo: quanto mais baixa for a taxa de aumento do limiar da força do estímulo, maior será a excitabilidade do tecido. No diagrama, o terceiro tecido tem a excitabilidade mais elevada. Para determinar a taxa de aumento da força de estímulo, precisamos de tomar uma força de estímulo qualquer (OA). A partir do ponto A, traçamos uma linha reta paralela ao eixo do tempo até à intersecção de 1 (a), 2 (c) e 3 (c). A partir de cada ponto, traça-se uma perpendicular ao eixo do tempo. A taxa de aumento da força de estímulo para o primeiro tecido será o rácio OA/OV, para o segundo tecido o rácio OA/OC e para o terceiro tecido o rácio OA/OD. O numerador é o mesmo em todos os rácios e o denominador é maior para o terceiro rácio, pelo que a menor taxa de aumento da força de estímulo é para o terceiro tecido e a maior é para o primeiro tecido.

Dependência da excitabilidade da cronoxia e da taxa de aumento da força do estímulo

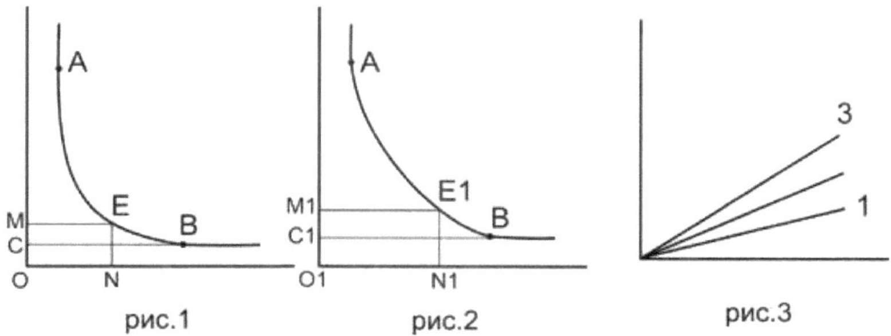

A Figura 3 mostra o limiar de intensidade do estímulo para os três tecidos: o limiar de intensidade do estímulo mais elevado para o terceiro tecido (este tecido tem a excitabilidade mais baixa) e o limiar de intensidade do estímulo mais baixo para o primeiro tecido (este tecido tem a excitabilidade mais elevada). As Figuras 1 e 2 mostram curvas força-tempo, uma das quais reflecte a excitabilidade do terceiro tecido e a outra a do primeiro tecido (Figura 3). Para determinar se a curva força-tempo corresponde ao primeiro ou ao terceiro tecido, é necessário determinar a reobase (força limiar) e a cronaxia em cada curva força-tempo. Utilizando o algoritmo de determinação da cronaxia, encontramos nas Figuras 1 e 2: 1) encontrar o ponto B; 2) encontrar a reobase (OS e O1C1); 3) duplicar a reobase (OM e O1M1); 4) encontrar o ponto E e E1; e 5) encontrar a cronaxia (ON e O1N1). Assim, a maior cronaxia e reobase da Fig. 2, ou seja, a curva força-tempo desta figura reflecte a excitabilidade do terceiro tecido da Fig. 3: quanto maior for a cronaxia e a reobase, maior será a taxa de aumento da força de estímulo.

BIOPOTENCIAIS

Diferentes estados de membrana

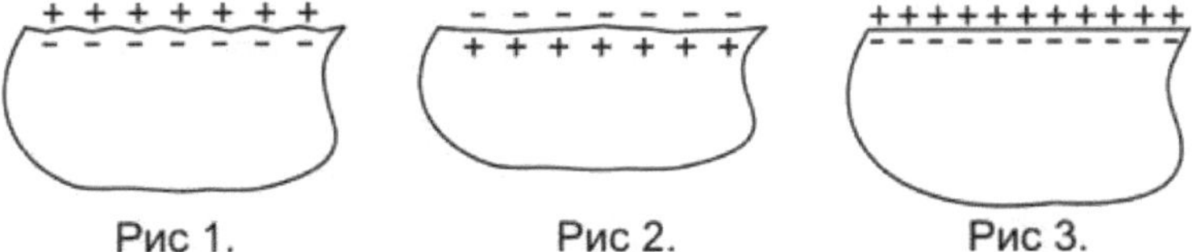

Estas figuras mostram membranas correspondentes a três estados funcionais do tecido: repouso (Fig.1), excitação (Fig.2) e inibição (Fig.3). A Fig.1 mostra o estado de polarização da membrana, quando as cargas positivas se acumulam na superfície externa e as cargas negativas na superfície interna. Esta distribuição de cargas é observada no estado de repouso. Neste caso, regista-se o potencial de membrana em repouso (PMR), cujo valor varia entre -70 e 90 mv. O sinal "-" à frente do valor do MPP indica que, no estado de repouso, se acumulam cargas negativas na superfície interna da membrana. A Fig. 2 mostra o estado de despolarização da membrana, quando as cargas negativas se acumulam na superfície externa e as cargas positivas se acumulam na superfície interna. Esta distribuição de cargas é observada no estado de excitação. Neste caso, é registado o potencial de ação da membrana (MAP), cujo valor varia entre +100 +120 mv. O sinal "+" à frente do valor do PAM indica que, no estado de excitação, se acumulam cargas positivas na superfície interna da membrana. A Fig.3 mostra o estado de hiperpolarização da membrana, quando as cargas positivas se acumulam na superfície exterior (mais do que no estado de repouso) e as cargas negativas se acumulam na superfície interior. Esta distribuição de cargas é observada no estado de inibição.

Fases do potencial de ação da membrana (MAP)

Esta figura mostra as fases do potencial de ação da membrana (MAP). 80 mV é o valor do potencial de membrana em repouso (PMR). Quando um estímulo é aplicado a um tecido, ocorre um MPP: o MPP diminui para 0 (não há cargas na superfície da membrana) e, em seguida, a membrana é recarregada (cargas negativas acumulam-se na superfície externa e cargas positivas na superfície interna) para +30 mv. Assim, o valor de MPD corresponde a +110 mv (-80 e +30). No MPD distinguem-se as seguintes fases 1 - limiar de despolarização (A) - ocorre como resultado da entrada lenta de iões de sódio na célula - neste caso, o MPP

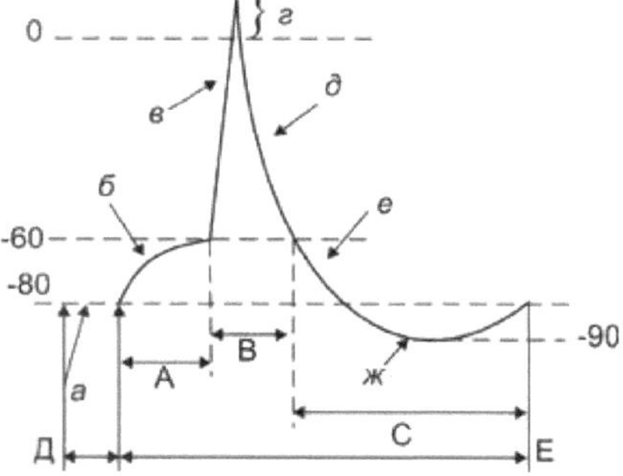

diminui até ao nível crítico de despolarização (CUD -60 mv - este é o valor do MPP, no qual não existe força repulsiva de cargas positivas na superfície da membrana) e inicia-se a entrada em vôlei de iões de sódio na célula. A diferença entre MPP e CUD (neste caso 80-60=20) afecta a magnitude da força de limiar (excitabilidade do tecido): quanto maior for esta diferença, maior será a força de limiar e menor será a excitabilidade do tecido; 2 - pico do MPP (B), que consiste em dois períodos - período de despolarização (c - surge devido à rápida entrada de iões de sódio) e período de repolarização (e - surge devido ao funcionamento da bomba de sódio, devido à qual os iões de sódio deixam a célula contra o gradiente); 3 - fase do potencial de traço (C), que consiste em dois períodos: período de despolarização do traço (f - de KUD para MPP) e período de hiperpolarização do traço (g - aumento do MPP para -90mv devido ao aumento da permeabilidade dos iões potássio e à maior libertação de potássio da célula em relação ao que era antes da ação do estímulo)

Alterações da excitabilidade durante as diferentes fases da MAP

Esta figura mostra a alteração da excitabilidade dos tecidos no início da MPD. A fase normal da excitabilidade corresponde ao estado de repouso (MPP - -80mv) e é considerada como 100%. A fase do limiar de despolarização

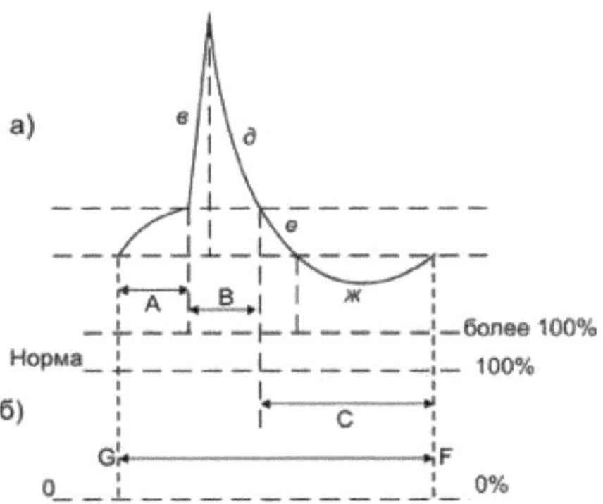

(A) e do traço de despolarização (Ce) corresponde ao aumento da excitabilidade (mais de 100%) - esta fase supernormal de excitabilidade, ou exaltação. O período do pico de despolarização MPD (Vv) corresponde a uma excitabilidade nula (0%) - esta fase refractária absoluta da excitabilidade - ausência completa de excitabilidade. O período de repolarização do pico de MFD (Vd) e de hiperpolarização do traço (Cj) corresponde a uma diminuição da excitabilidade (menos de 100% mas mais de 0%) - trata-se de uma fase refractária relativa da excitabilidade. Assim, durante a MFD (G-F), a excitabilidade dos tecidos pode ser aumentada (durante a fase do limiar de despolarização e da despolarização do traço), diminuída (durante a fase de repolarização do pico da MFD e da hiperpolarização do traço) e completamente ausente (durante a fase de despolarização do pico da MFD).

Caracterização da excitabilidade em diferentes pontos da fase MAP

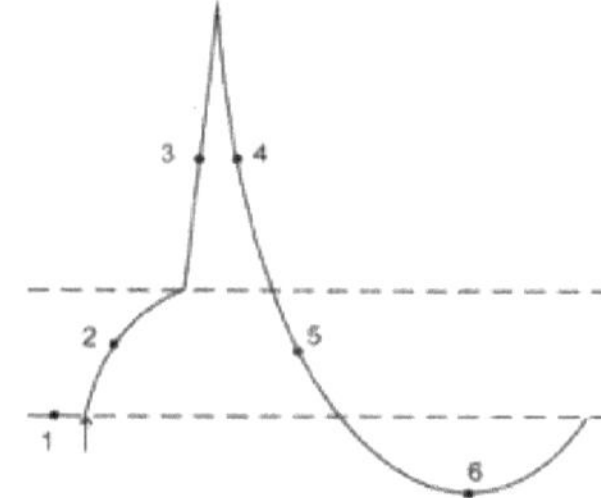

Este diagrama mostra as alterações na excitabilidade do tecido em repouso (1) e em diferentes pontos do potencial de ação da membrana (MAP - 2-6). No ponto 1, o tecido está em repouso - observa-se uma excitabilidade normal do tecido. Nos pontos 2 (fase de limiar de despolarização) e 5 (traço de despolarização), a excitabilidade do tecido está aumentada (fase de excitabilidade supranormal, ou exaltação) - neste caso, o tecido pode reagir a estímulos sublimiares. No ponto 3 (período de despolarização do pico da PAM), a excitabilidade do tecido está completamente ausente (fase refractária absoluta da excitabilidade) - neste caso, o tecido não reage a estímulos. Nos pontos 4 (período de repolarização do pico MFD) e 6 (hiperpolarização do traço), a excitabilidade está abaixo do normal (fase refractária relativa da excitabilidade) - neste caso, o tecido reage a estímulos submáximos (supra-limiares), máximos e supra-máximos e não reage a estímulos limiares e sub-limiares.

PROPRIEDADES MUSCULARES

Unidade motora

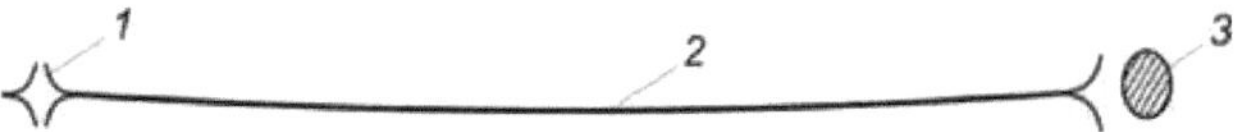

Este esquema reflecte a unidade motora, que é constituída pelos seguintes elementos 1 - motoneurónio localizado no corno anterior da medula espinal; 2 - nervo eferente; 3 - músculo esquelético.

Secção transversal de miofilamentos

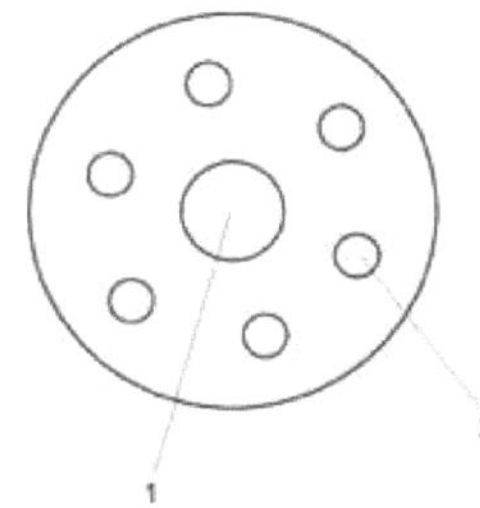

O diagrama mostra uma secção transversal de um único miofilamento, que é constituído por uma fibra grossa de miosina (1) e seis fibras finas de actina (2)

Tipos e tipos de contração muscular

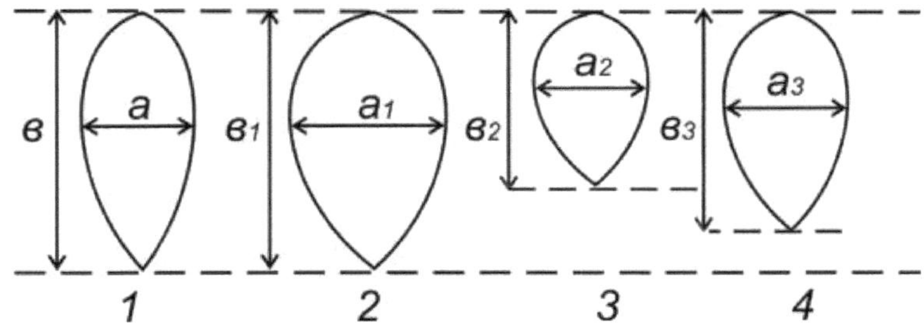

Este diagrama mostra os tipos de contração do músculo esquelético: 1 - músculo em repouso; 2 - contração isométrica do músculo. Neste tipo de contração há um aumento de tensão (a secção transversal do músculo a1 aumenta mais do que a), o comprimento do músculo não se altera (c=v1); 3 - contração isotónica. Neste tipo de contração há um encurtamento do comprimento da fibra muscular (c2 é menor que c), a secção transversal não se altera (a=a2); 4 - contração auxotónica, ou mista. Neste caso, há um encurtamento da fibra muscular (c3 é menor que c) e um aumento da secção transversal (tónus): a3 é maior que a.

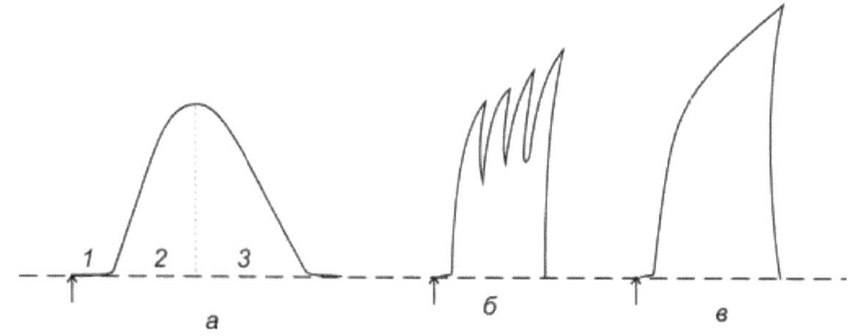

O diagrama mostra os tipos de contração muscular: contração muscular única (a) e contração tetânica (b - tétano serrilhado, c - tétano liso). Uma contração simples ocorre em resposta a um único estímulo. Neste caso, distinguem-se três fases: 1 - fase latente, ou oculta - desde o momento da irritação até ao início da contração; 2 - fase de contração; 3 - fase de relaxamento. Na fase latente ocorrem os seguintes processos: despolarização da membrana - aparecimento de MMPs - propagação do pico de MMPs para os sistemas T - saída dos iões de cálcio das cisterna e sua ligação com a troponina - alteração da conformação da troponina - recuo da tropomiosina para o sulco dos filamentos de actina - ligação da cabeça da ponte cruzada com a actina para formar o complexo de actomiosina -

clivagem do ATP. Na fase de contração muscular devida à energia do ATP, ocorre a rutura periódica da ponte cruzada, o que leva ao deslizamento dos filamentos de actina ao longo da miosina (contração muscular). Na fase de relaxamento, ocorrem os seguintes processos: menos energia ATP - trabalho da bomba de cálcio - entrada de iões de cálcio nas cisterna - retorno da troponina à sua conformação original - saída da tropomiosina do sulco dos filamentos de actina - desprendimento da cabeça da ponte cruzada da actina - retorno dos filamentos de actina à sua posição original (relaxamento). Uma contração tetânica é uma contração muscular forte e prolongada resultante da ação de um estímulo rítmico. Consoante a frequência do estímulo rítmico, distingue-se entre tétano serrilhado (5-10 Hz) e tétano liso (mais de 15 e mais Hz).

Excitabilidade do músculo esquelético e do miocárdio

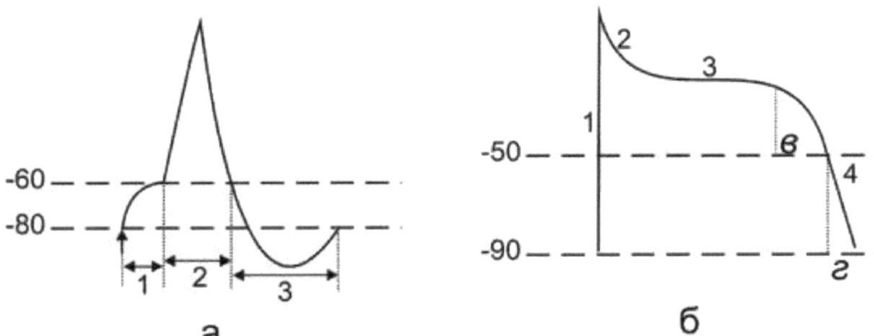

O diagrama mostra os PEM do músculo esquelético (a) e do miocárdio (b). Os PEM do músculo esquelético apresentam as seguintes fases: limiar de despolarização (1), pico do PEM (2) e potencial de traço (3). Os PEM dos cardiomiócitos apresentam as seguintes fases: fase de despolarização (1), repolarização precoce ou rápida (2), plateau (3) e repolarização tardia ou lenta

(4): *4c* corresponde à fase refractária relativa da excitabilidade; *4g* corresponde à fase super normal da excitabilidade.

Estrutura dos miofilamentos e dos sistemas T

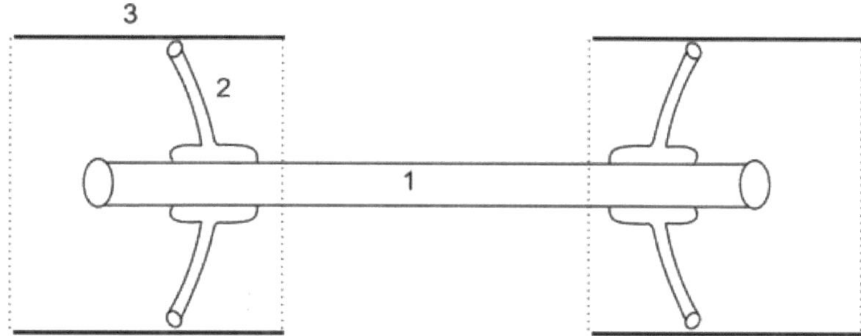

Esta figura mostra a estrutura do miofilamento (a unidade estrutural e funcional da miofibrila), que consiste numa única fibra grossa de miosina (1), em torno da qual se encontram seis fibras finas de actina (3) ligadas por uma ponte cruzada de miosina (2).

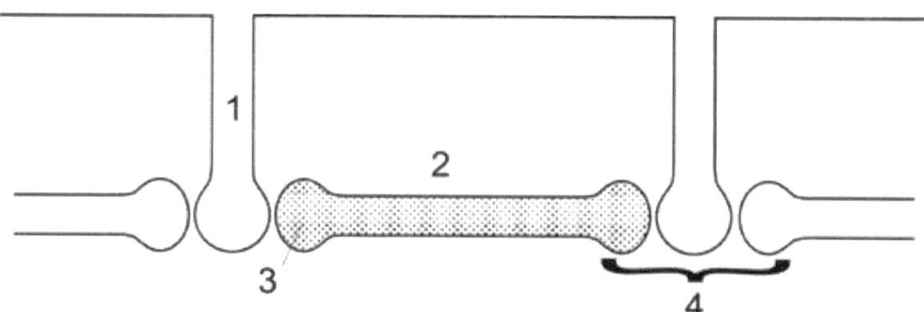

O esquema mostra a estrutura dos sistemas T de uma fibra muscular (4), que consiste num túbulo longitudinal (1) e em dois túbulos transversais (2). Um pico de MPD estende-se através da membrana do túbulo longitudinal. Os túbulos transversais contêm iões de cálcio, pelo que são designados por cisterna de cálcio.

Interação da miosina com a actina

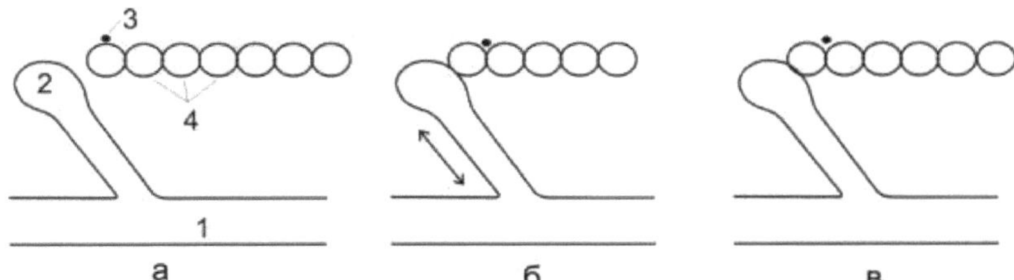

Este diagrama mostra a disposição mútua da cabeça da ponte cruzada (2) da miosina (1) e dos glóbulos de actina (4) em diferentes estados do músculo: 1) relaxamento (a), quando a cabeça da ponte cruzada não está ligada à actina; 2) contração (b), quando a cabeça da ponte cruzada está ligada à actina e se rompe periodicamente, o que promove o deslizamento da actina ao longo da miosina (ocorre a contração do músculo); e 3) rigor, ou rigor mortis (c), quando se observa a fixação persistente da cabeça da ponte cruzada à actina.

Lei da contração do músculo esquelético e do miocárdio

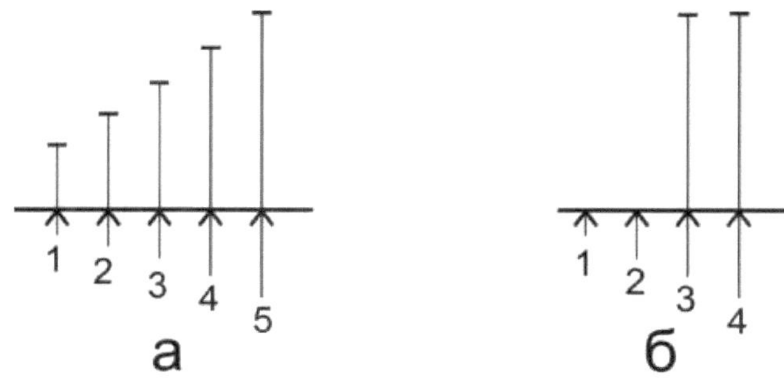

O diagrama reflecte duas leis da contração muscular: 1) a lei da força (a) - quanto maior for a força do estímulo (1-5), maior será a magnitude da resposta; 2) a lei do "tudo ou nada" (b) - o músculo ou não responde ao estímulo (1,2 - nada), ou responde com a reação máxima (3,4 - tudo). A lei da força é observada nos músculos esqueléticos. Uma fibra muscular é composta por muitas miofibrilhas, cada uma das quais é separada das outras e tem a sua própria excitabilidade. Quando um estímulo limiar é aplicado, as miofibrilas com maior excitabilidade reagem. À medida que a força do estímulo aumenta, o número de miofibrilas envolvidas na contração aumenta, resultando numa resposta maior. A lei do tudo ou nada é caraterística do miocárdio, cujos cardiomiócitos estão ligados entre si por meio de nexos. A uma determinada intensidade de estímulo, todos os cardiomiócitos são excitados e ocorre a resposta máxima (tudo). O miocárdio não reage às forças de estímulo anteriores (nada).

PROPRIEDADES DOS NERVOS. SINAPSE MIONEURAL

A estrutura dos nervos

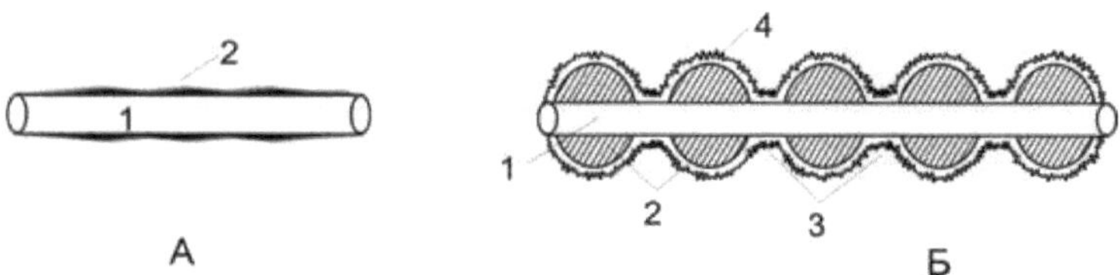

Todos os nervos (o agregado das excrescências de um neurónio) são divididos em dois grupos de acordo com a sua estrutura: 1) nervos não mielinizados, ou nervos sem mielina (A); 2) nervos mielinizados (B), ou nervos carnudos. Os nervos sem mielina são constituídos por um cilindro axial (1 - um conjunto de protuberâncias) e pela bainha de Schwann (2). Os nervos mielinizados são constituídos por: 1) cilindro axial (1); 2) mielina (2) - um lípido que actua como isolante e também participa na síntese de mediadores; 3) intercepções de Ranvier (3) - uma secção do nervo não coberta por mielina; 4) bainha de Schwann (4).

Mecanismo de transmissão de excitação ao longo dos nervos

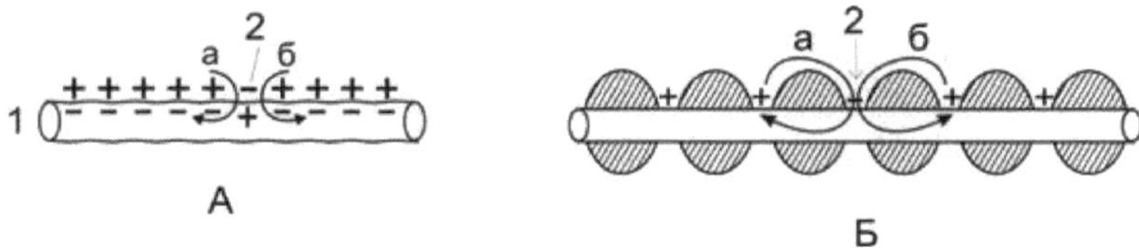

O diagrama mostra o mecanismo de transmissão da excitação em nervos mielinizados (B) e não mielinizados. Quando um estímulo é aplicado a um nervo sem mielina (A2), ocorre uma despolarização da membrana, dando origem a correntes locais (a,b) e à despolarização da membrana das zonas vizinhas à esquerda e à direita, a excitação propaga-se em ambas as direcções (propagação bilateral da excitação). Neste caso, a excitação espalha-se por toda a superfície da membrana, pelo que a velocidade de transmissão da excitação nos nervos não mielinizados é muito baixa (0,5 - 10 m/s). Quando um estímulo é aplicado a um nervo mielinizado (B2), ocorre uma despolarização da membrana, dando origem a correntes circulares (a,b) entre os interceptos de Ranvier à esquerda e à direita e à despolarização da membrana destes interceptos, a excitação propaga-se em ambas as direcções (propagação bilateral da excitação). Neste caso, a excitação propaga-se de um interceto de Ranvier para outro ou imediatamente para um terceiro, pelo que a velocidade de transmissão da excitação nos nervos mielinizados é muito elevada (até 70-120 m/s).

As leis da excitação nos nervos

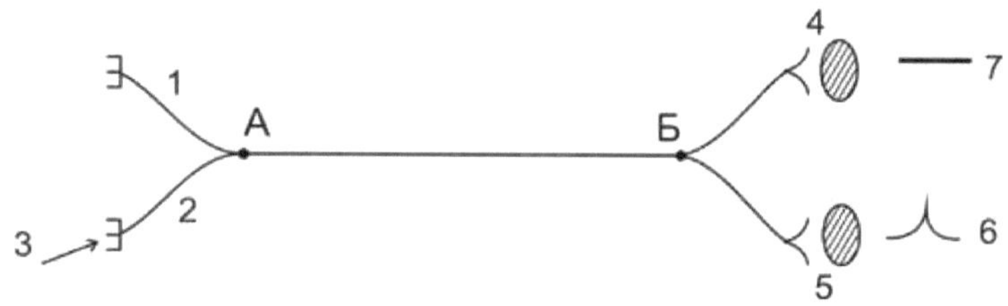

O diagrama reflecte uma das leis da condução nervosa: a integridade fisiológica e anatómica do nervo. O diagrama a mostra a integridade anatómica e fisiológica de um nervo. Quando este nervo é irritado (1), ocorre uma resposta (4). Se a integridade anatómica (b) ou fisiológica (c) estiver comprometida, a irritação do nervo (1b, 1c) não provoca uma resposta (5, 6).

O diagrama reflecte a lei da condução isolada da excitação ao longo de um nervo. Os nervos eferentes 1 e 2 terminam respetivamente nos efectores 4 e 5. Ao longo de A-B, os nervos eferentes 1 e 2 caminham lado a lado. Quando o recetor 3 é irritado, os impulsos ao longo do nervo eferente vão para o efector 5 e o músculo contrai-se (6). Os impulsos do nervo eferente 2 na secção A-B não passam para o nervo eferente 1, pelo que o efector 4 não responde à estimulação do recetor 3.

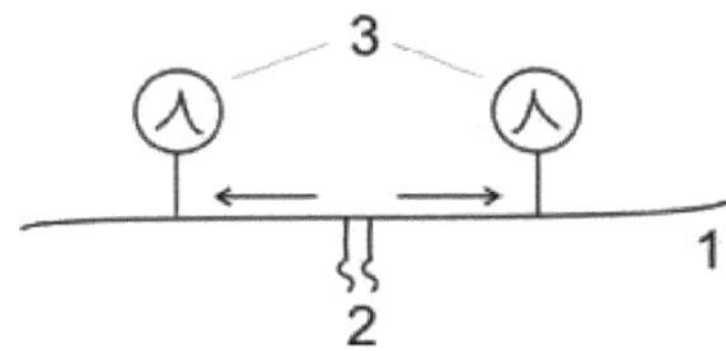

Este diagrama reflecte a lei da condução bidirecional da excitação ao longo do nervo. Quando um nervo é irritado (2), os impulsos fluem em duas direcções, como evidenciado pelo registo do potencial de ação da membrana (3) à esquerda e à direita do local de irritação

Sinapse mioneural. VPSP. TPSP

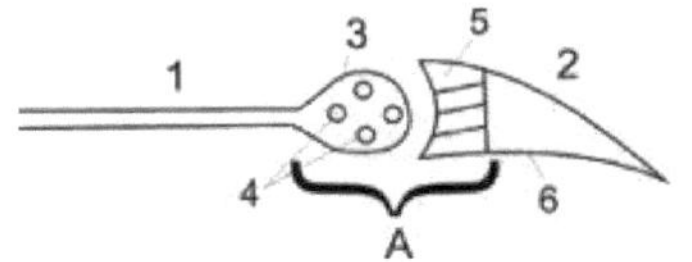

Este diagrama mostra a estrutura da sinapse mio-neural (A), através da qual a excitação é transmitida do nervo (1) para o músculo (2). A sinapse mio-neural é constituída por: 1)membrana pré-sináptica (3), que contém vesículas (4) preenchidas com substância fisiologicamente ativa (mediador); 2)membrana pós-sináptica (5), que se diferencia da membrana extra-sináptica (6) pela presença de uma substância reativa altamente sensível ao mediador; 3)fenda sináptica entre a membrana pré-sináptica e a pós-sináptica. Através da fenda sináptica, a excitação é transmitida quimicamente pelo mediador. O impulso (pico de PAM) ao longo do nervo atinge a membrana pré-sináptica, as vesículas rebentam e o mediador é libertado, que se difunde na fenda sináptica e interage com a substância reactiva da membrana pós-sináptica. Quando o mediador excitatório é libertado, ocorre uma despolarização na membrana pós-sináptica e é gerado um potencial pós-sináptico excitatório (EPSP). Se o PPSP atingir um nível crítico na membrana extra-sináptica, ocorre um pico de PAM que se espalha pela membrana muscular. Quando um mediador inibitório é libertado na membrana pós-sináptica, ocorre uma hiperpolarização e é gerado um potencial pós-sináptico inibitório (PPI) e ocorre a inibição.

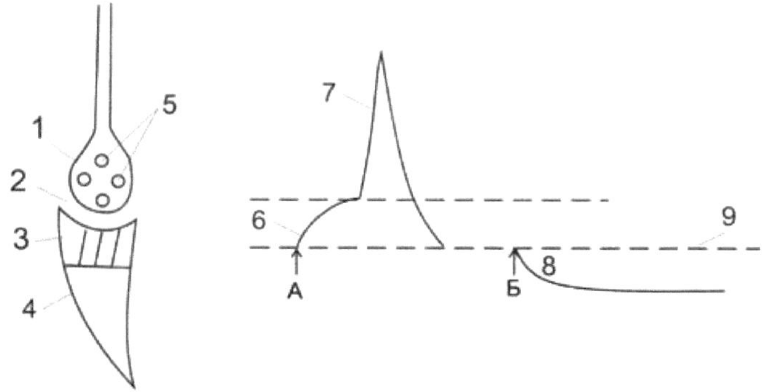

O diagrama mostra o mecanismo do potencial pós-sináptico excitatório (EPSP - 6) e do potencial pós-sináptico inibitório (IPSP - 8). Na membrana pós-sináptica (3) das sinapses mioneurais (1-3) pode ocorrer EPSP ou TPSP, o que depende do mediador, que está localizado nas vesículas (5) da membrana pré-sináptica (1). Quando um mediador excitatório é libertado na membrana pós-sináptica (A), ocorre uma despolarização e forma-se uma VPSP. Se o ERPP atingir um nível crítico na membrana extra-sináptica (4), ocorre um pico de MAP (7) que se espalha por toda a membrana muscular. Quando um mediador inibitório é libertado, ocorre uma hiperpolarização na membrana pós-sináptica (B) e forma-se uma TPSP e ocorre a inibição. Assim, quando um mediador actua na membrana pós-sináptica, a sua PPM (9) diminui (despolarização - quando actua um mediador excitatório) ou aumenta (hiperpolarização - quando actua um mediador inibitório).

SISTEMA NERVOSO AUTÓNOMO (ANS)

Peculiaridades das divisões do SNA e do sistema nervoso somático

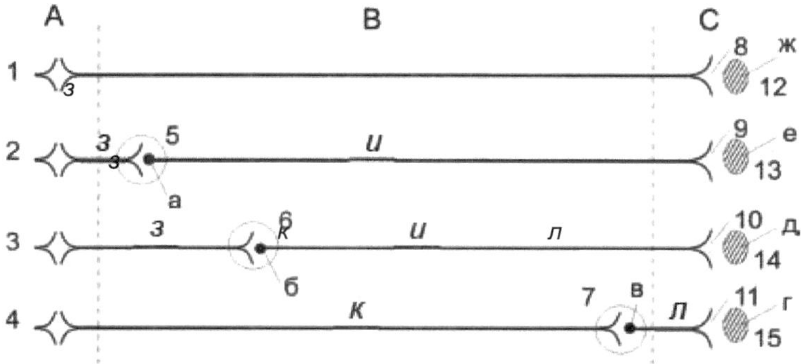

O diagrama mostra vários neurónios (A), os seus nervos eferentes (B) com os correspondentes efectores (C). O neurónio somático (1) está localizado no corno anterior da medula espinal. O seu nervo eferente (somático), sem interrupção, atinge o efector (g - sacetolcolina (8), que interage com a substância reactiva à H-colina da membrana pós-sináptica, dando origem a um potencial pós-sináptico excitatório. O neurónio simpático do sistema nervoso autónomo (2, 3) está localizado nos cornos laterais da medula espinal dos segmentos cervical, torácico e lombar. O seu nervo eferente termina no gânglio simpático (5,6), que se encontra mais próximo do SNC. O nervo simpático eferente é constituído por fibras pré-ganglionares (h) e pós-ganglionares (i). As terminações da fibra pré-ganglionar (gânglio simpático) libertam acetilcolina e as terminações da fibra pós-ganglionar libertam norepinefrina. A membrana pós-sináptica do gânglio simpático (a,b) contém a substância reactiva à H-colina. A membrana pós-sináptica do efector contém substâncias adrenérgicas alfa, beta1 ou beta2, pelo que pode ocorrer aqui a excitação do efector (devido à interação da norepinefrina com a substância adrenérgica alfa ou beta1) ou a inibição (devido à interação da norepinefrina com a substância adrenérgica beta2). Os neurónios parassimpáticos (4) estão localizados 1) nos cornos laterais da medula espinal dos segmentos sacrais; 2) na medula oblonga; 3) no mesencéfalo. O seu nervo eferente termina no gânglio parassimpático (7), que se encontra mais próximo do órgão em atividade (efector). O nervo parassimpático eferente é constituído por fibras pré-ganglionares (k) e pós-ganglionares (l). A acetilcolina é libertada nas terminações da fibra pré-ganglionar (gânglio parassimpático) e da fibra pós-ganglionar. A membrana pós-sináptica do gânglio parassimpático (c) contém a substância reactiva à H-colina. A membrana pós-sináptica do efector contém a substância reactiva à H-colina ou à M-colina, pelo que pode ocorrer aqui a excitação do efector (por interação da acetilcolina com a substância reactiva à H-colina) ou a inibição (por interação da acetilcolina com a substância reactiva à M-colina).

Tipos de interação entre as divisões do SNA

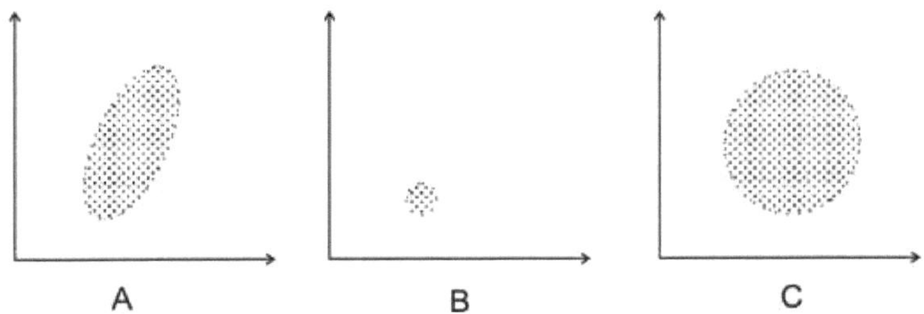

Esta figura mostra os tipos de interação entre os departamentos do sistema nervoso autónomo (simpático e parassimpático), determinados pelos ritmos de correlação (CRG): 1) tipo de interação normotónica (A), quando existe coordenação (coerência) na ação dos departamentos do sistema nervoso autónomo (SNA) sobre o efector; 2) tipo de interação simpaticotónica (B), quando existe descoordenação (violação da coerência) na ação dos departamentos do SNA sobre o efector, com influência predominante do departamento simpático; 3) interação de tipo vagotónico (C), quando há descoordenação (violação da coerência) na ação dos departamentos do SNA sobre o efector, com influência predominante do departamento parassimpático.

SISTEMA NERVOSO CENTRAL (SNC)

Os principais neurónios do SNC

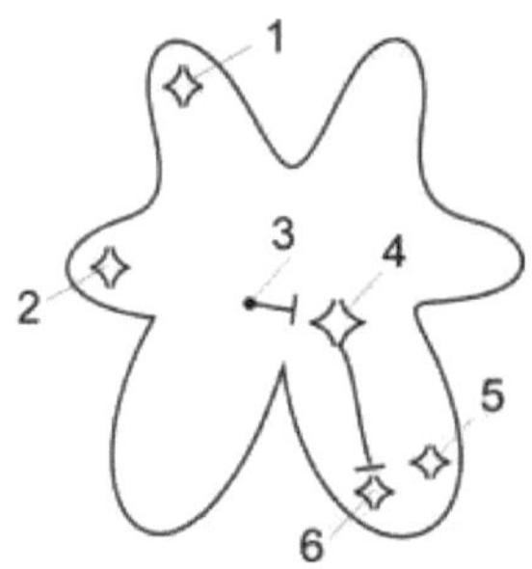

A figura mostra um corte transversal da medula espinal (substância cinzenta) com a localização dos principais neurónios: 1 - neurónios aferentes (sensitivos), localizados nos cornos posteriores; 2 - neurónios autonómicos, localizados nos cornos laterais, cujos ramos formam os nervos simpáticos e parassimpáticos; 3 - interneurónios inibitórios, cuja excitação resulta na inibição das células inibitórias gigantes de Renshaw (4), resultando na facilitação dos reflexos espinhais; 4 - células inibitórias gigantes de Renshaw, cuja excitação resulta na inibição dos motoneurónios alfa dos cornos anteriores (6), resultando na inibição dos reflexos espinhais; 5 - motoneurónios gama, cujas terminações terminam nos músculos intrafusais. Quando estes neurónios são excitados, os músculos intrafusais contraem-se e o tónus dos músculos extrafusais (esqueléticos) aumenta; 6 - motoneurónios alfa dos cornos anteriores, cujas desembocaduras terminam nos músculos extrafusais. Quando estes neurónios são excitados, o tónus dos músculos esqueléticos aumenta.

Peculiaridades da condução da excitação no SNC

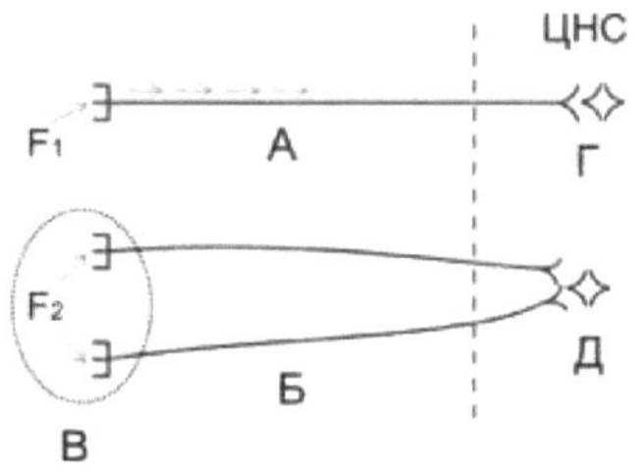

Esta figura reflecte uma das características da condução das excitações no sistema nervoso central (SNC) - a soma das excitações. Distinguem-se dois tipos de somação: 1) somação sequencial ou temporal (A), que ocorre durante a ação de um estímulo rítmico de uma determinada frequência (F1). Neste caso, no SNC, há uma somação do mediador libertado na membrana pré-sináptica. A uma frequência muito pequena (1-5 Hz) do estímulo, a somação não ocorre, porque antes da chegada do impulso seguinte, o mediador do impulso anterior difunde-se na fenda sináptica e é destruído; 2) somação espacial ou simultânea (B), que ocorre quando um estímulo único ou rítmico (F2) actua simultaneamente sobre dois ou mais receptores do mesmo campo recetivo (um conjunto de receptores, quando irritados, produz a mesma reação). Neste caso, ocorre a somação de mediadores na fenda sináptica.

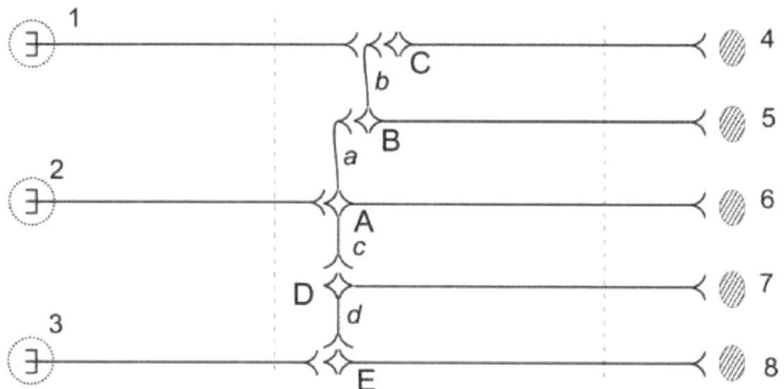

Este diagrama mostra uma das características da condução da excitação no SNC - a irradiação da excitação, a propagação da excitação no SNC de um neurónio (A) para outros neurónios

(B,C,D,E) e mesmo para aqueles neurónios que não pertencem ao campo recetivo dado (2). No limiar e na estimulação submáxima dos receptores 1, 2, 3, respetivamente, os neurónios C, A, E são excitados e os efectores 4, 6, e 8 respondem. Quando o estímulo máximo e supramáximo é aplicado ao recetor 3, não só o neurónio A, mas também os neurónios B, C, D e E são excitados através de excitações de a, c, d, e, ou seja, a excitação é irradiada no SNC através de numerosos neurónios de inserção.

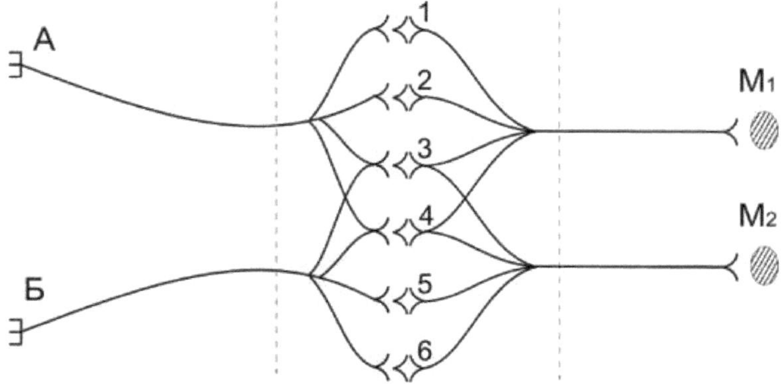

Este esquema reflecte uma das particularidades da condução da excitação no SNC - a oclusão, ou seja, o bloqueio. Quando cada recetor (A, B) é irritado separadamente, 4 neurónios são excitados no SNC: quando o recetor A é irritado, os neurónios 1,2,3,4 são excitados, e quando o recetor B é irritado, os neurónios 3,4,5,6 são excitados. Este diagrama mostra que os neurónios 3 e 4 do SNC são comuns aos receptores A e B. Durante a estimulação simultânea, são excitados 6 neurónios no SNC em vez de 8 neurónios. Os neurónios 3 e 4 são excitados por um mecanismo competitivo, quer pela estimulação do recetor A, quer pela estimulação do recetor B. Se os neurónios 3 e 4 forem excitados por impulsos provenientes da estimulação do recetor A, durante um certo tempo estes neurónios estarão na fase refractária de excitabilidade e não responderão aos impulsos provenientes da estimulação do recetor B e vice-versa. Assim, como resultado da oclusão (bloqueio dos impulsos provenientes da estimulação do recetor A ou B), quando os receptores A e B são estimulados simultaneamente, a resposta dos efectores M1 e M2 será menor do que a soma da resposta de cada efector quando cada recetor é estimulado separadamente.

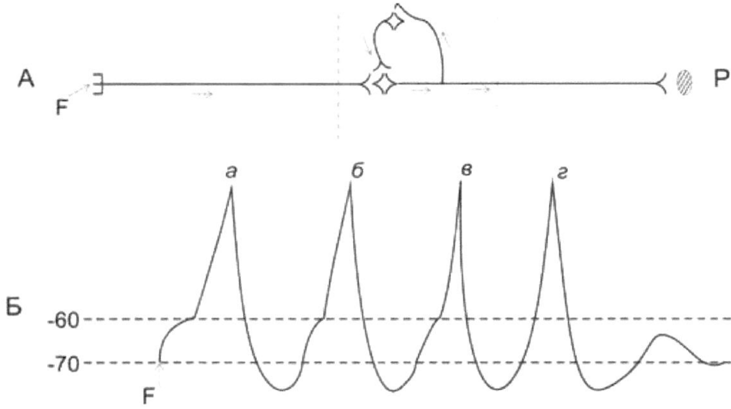

Este diagrama reflecte uma das peculiaridades da excitação no SNC - o efeito residual, ou seja, a preservação da excitação no SNC após a cessação da ação do estímulo. Existem efeitos posteriores de curta duração (B) e de longa duração (A). O efeito residual prolongado (A) ocorre aquando da ação de um estímulo máximo ou supermáximo (F). Neste caso, há uma circulação prolongada do impulso no SNC, através do neurónio excitatório de inserção, de modo que, com um único estímulo do recetor no SNC, a excitação é preservada durante muito tempo e há uma resposta prolongada do efector (P) após a cessação da estimulação do recetor. Pode ocorrer um efeito secundário de curta duração (B) quando é aplicado um estímulo limiar (F). Isto deve-se à peculiaridade da ocorrência de MFM nos neurónios e a um estímulo de limiar baixo: a diferença entre MFP (-70 mv) e o nível crítico de despolarização (-60 mv). Quando ocorre MPP nos neurónios, há um nível elevado de despolarização do traço (d, d1, d2), pelo que um único estímulo provoca 4 reacções: a reação a em resposta ao estímulo, as respostas b, c, d são efeitos secundários - uma reação a um nível elevado de despolarização do traço.

Inibição pré-sináptica (localização e mecanismo)

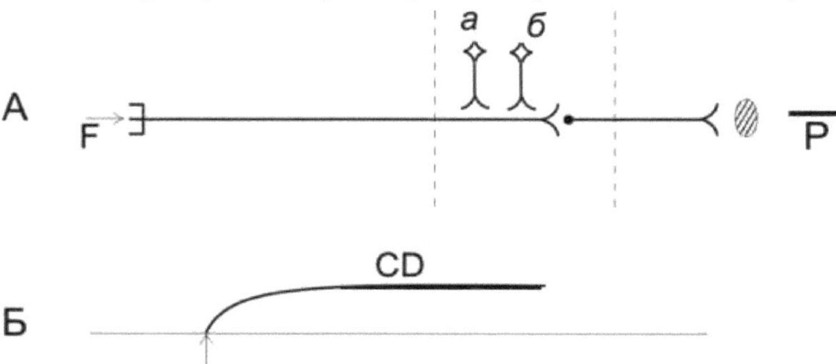

Este esquema reflecte um dos tipos de inibição no SNC (A) - pré-sináptica (T), que surge como resultado de uma excitação fraca e constante dos neurónios de inserção a, b, cujos impulsos chegam ao terminal pré-sináptico, onde ocorre uma despolarização persistente (B - CD). Neste caso, os canais de sódio estão bloqueados no terminal pré-sináptico, pelo que os impulsos resultantes da estimulação dos receptores (F) não passam através de T, não é libertado qualquer mediador na membrana pré-sináptica (1) e não há resposta efectora (P).

Tipos de inibição pós-sináptica

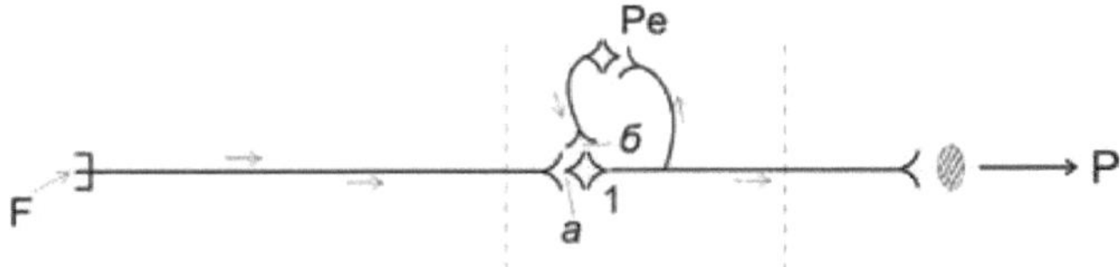

Este diagrama reflecte um dos tipos de inibição pós-sináptica no SNC - a inibição de retorno. Quando um recetor (F) é fortemente estimulado, os impulsos vão não só para o efector (E), mas também regressam ao neurónio (1) através das células de Renshaw (Re) por colaterais, causando a sua hiperpolarização (inibição).

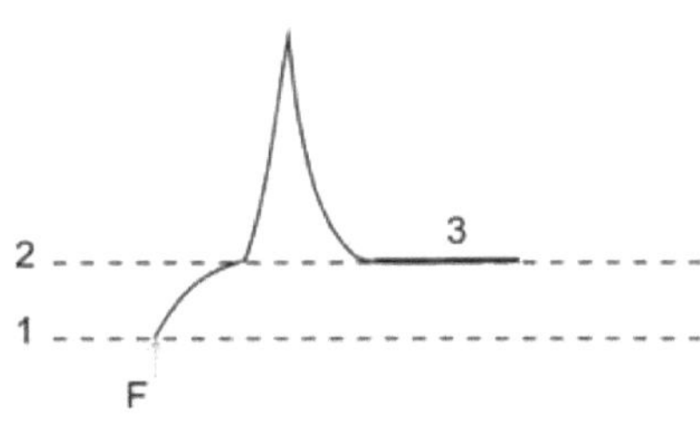

Este diagrama mostra um dos tipos de inibição pós-sináptica - a inibição pessimista, que ocorre sob a ação de um estímulo rítmico de alta frequência. O mecanismo desta inibição baseia-se na despolarização persistente, que é causada pela elevada frequência do estímulo, em resultado da qual o mediador do estímulo anterior não tem tempo para ser destruído - a repolarização não atinge o nível de polarização (1), mas persiste durante muito tempo ao nível da despolarização crítica (2) - ocorre uma despolarização persistente da membrana (3). Neste caso, ocorre o bloqueio dos canais de sódio, pelo que a membrana não responde à ação de qualquer estímulo.

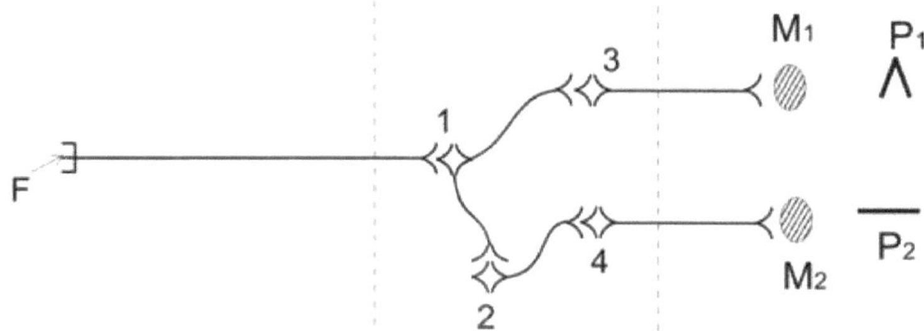

Este diagrama reflecte um dos tipos de inibição no SNC - a inibição recíproca ou conjugada. Quando um estímulo (F) actua sobre um recetor, um neurónio aferente (1) é excitado. Os impulsos deste neurónio vão em duas direcções: diretamente para o motoneurónio alfa (3) e através das células inibitórias gigantes de Renshaw (2) para outro motoneurónio alfa. Isto resulta num potencial pós-sináptico excitatório (EPSP) na membrana pós-sináptica do primeiro motoneurónio (3) e a excitação adicional é transmitida ao músculo (M1), que se contrai (P1). Na membrana pós-sináptica do segundo motoneurónio alfa (4), ocorre um potencial pós-sináptico inibitório (IPSP), a inibição ocorre e o músculo (M2) não se contrai. A causa do PPSP é o mediador GABA (ácido gama aminobutírico), que aumenta a permeabilidade aos iões de potássio, resultando na hiperpolarização da membrana pós-sináptica.

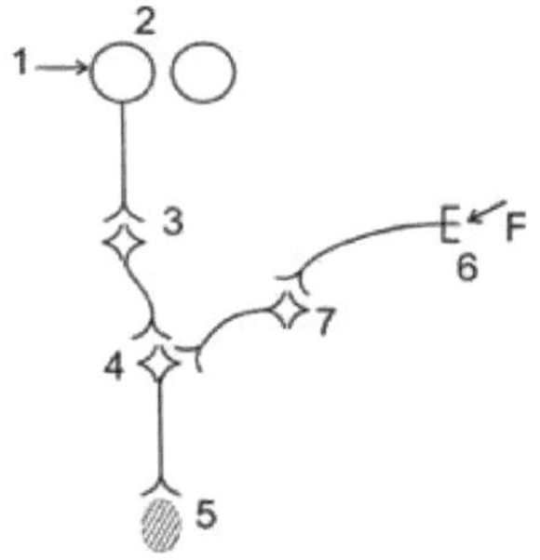

Este esquema reflecte um dos tipos de inibição no SNC - a inibição de Sechenov. Após a dissecação dos tubérculos ópticos (2) na rã, verificamos o tempo do reflexo. Para o efeito, aplicamos uma irritação (com solução de ácido sulfúrico - F) ao recetor (6). Ao mesmo tempo, os impulsos através do neurónio aferente (7) chegam ao motoneurónio alfa (4), na membrana pós-sináptica do qual se produz uma EPSP e a excitação é transferida para o músculo (5), produzindo-se uma resposta (puxar o pé - reflexo). Determinamos o tempo de reflexo (tempo desde o momento da estimulação até ao aparecimento de uma resposta). De seguida, aplicamos cristais de sal (1) nos tubérculos ópticos (2). Os impulsos resultantes, através das células inibitórias de Renshaw, entram na membrana pós-sináptica do motoneurónio alfa (4). Na membrana pré-sináptica do crescimento das células de Renshaw, o GABA é libertado, provocando a hiperpolarização da membrana pós-sináptica do motoneurónio alfa (4), o que leva a uma diminuição da excitabilidade. Consequentemente, quando o estímulo anterior é aplicado ao recetor (6), a resposta demora mais tempo a ocorrer - ocorre a inibição.

Princípio das trajectórias finitas e da recapacidade

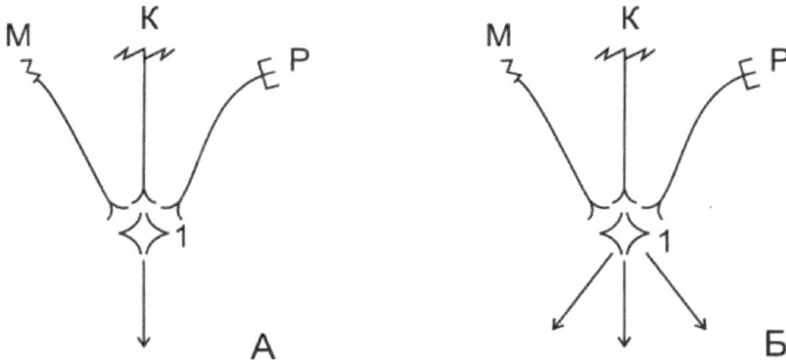

Este diagrama reflecte um dos princípios da atividade de coordenação do SNC - o princípio da via final. O motoneurónio alfa (1) recebe simultaneamente impulsos do cerebelo (M), do córtex cerebelar (K) e do recetor (P). A escolha da via final pode ser efectuada de duas maneiras: 1) pelo princípio competitivo (A), ou seja, ocorre uma resposta, a mais importante, por inibição das outras; 2) pelo mecanismo aliado (B), ou seja, notam-se as três respostas reforçando-se mutuamente.

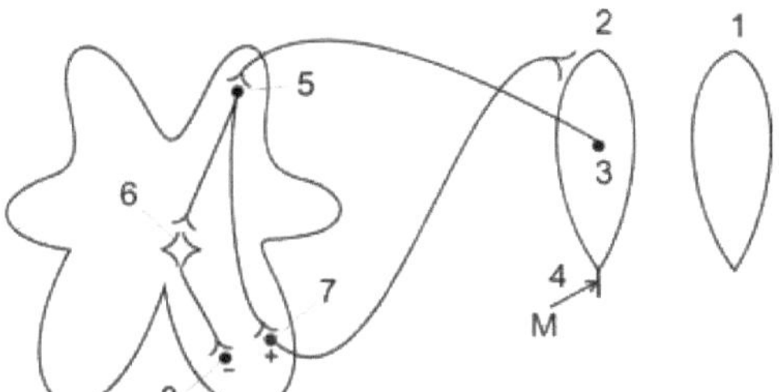

Este esquema mostra o mecanismo do reflexo do joelho (extensão da tíbia), que se baseia na inibição recíproca. Quando um martelo neurológico (M) atinge o tendão do músculo extensor da tíbia (4), este músculo (2) é esticado e os receptores do fuso muscular (3) são excitados. Os impulsos provenientes deste recetor através dos neurónios aferentes (5) entram simultaneamente nas células inibitórias de Renshaw (6) e nos motoneurónios alfa dos músculos extensores da tíbia (7). Os impulsos das células de Renshaw dirigem-se para o motoneurónio alfa dos músculos flexores da tíbia (8) e provocam a sua inibição, resultando no relaxamento deste músculo. O motoneurónio alfa dos músculos extensores da tíbia (7) é excitado e, a partir daqui, os impulsos vão para os músculos extensores da tíbia, provocando a sua contração. Assim, quando um martelo neurológico é batido no tendão dos músculos extensores da tíbia, os motoneurónios alfa dos músculos extensores da tíbia são simultaneamente excitados e os músculos flexores são relaxados - observa-se o reflexo extensor da tíbia (reflexo do joelho)

Reflexos tónicos

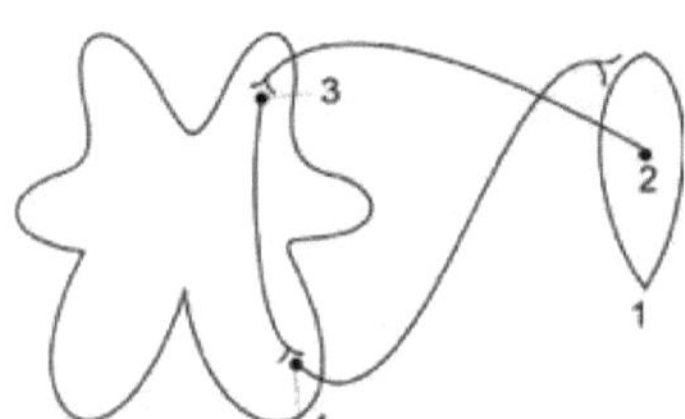

Este esquema reflecte o mecanismo do reflexo tónico periférico. Quando um músculo está relaxado (1), é esticado, o que leva à tensão da bolsa nuclear do fuso muscular (2). Os impulsos deste recetor, através dos neurónios aferentes (3), vão para os motoneurónios alfa (4) e daqui para o músculo, provocando a sua contração (aumento do tónus muscular).

Este diagrama mostra o mecanismo do tónus muscular central. Após a excitação dos neurónios reticulares (1), os impulsos ao longo da via reticuloespinal atingem os motoneurónios gama (2) nos

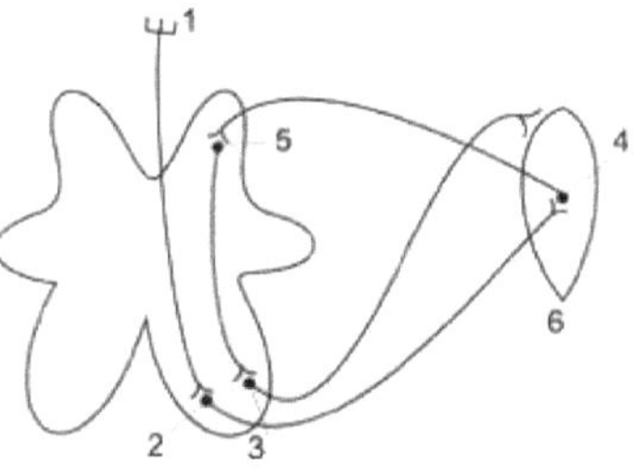

cornos anteriores da medula espinal. Dos motoneurónios gama, os impulsos vão para os músculos intrafusais do fuso muscular (4). Quando estes músculos se contraem, o saco nuclear é esticado e a excitação dos receptores do saco nuclear, através dos neurónios aferentes (5), atinge os motoneurónios alfa (3) dos músculos extrafusais (6), estes músculos contraem-se e o seu tónus aumenta.

Tratos retículo-espinhais

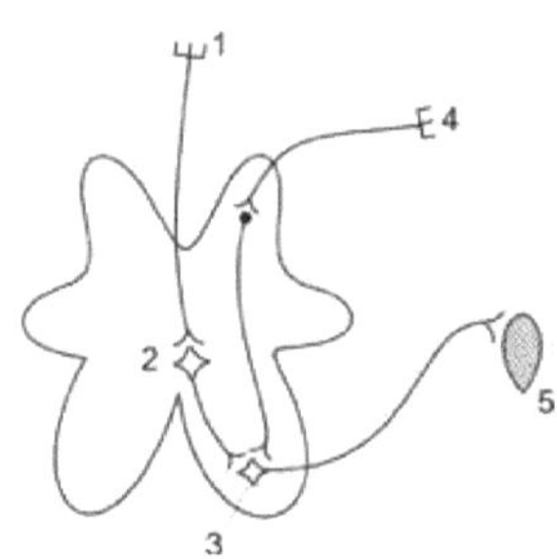

Este diagrama mostra a via reticuloespinhal que causa a inibição dos reflexos espinhais. Os impulsos provenientes da formação reticular, através das células inibitórias de Renshaw (2), chegam ao motoneurónio alfa (3) do músculo esquelético (5). Isto provoca uma hiperpolarização da membrana pós-sináptica deste neurónio. Por conseguinte, quando o recetor (4) é irritado, ocorre a inibição deste reflexo.

Este diagrama mostra a via reticuloespinhal que facilita os reflexos espinhais. Os impulsos provenientes da formação reticular através de interneurónios inibitórios (2) chegam às células inibitórias de Renshaw (3), causando a sua inibição. A

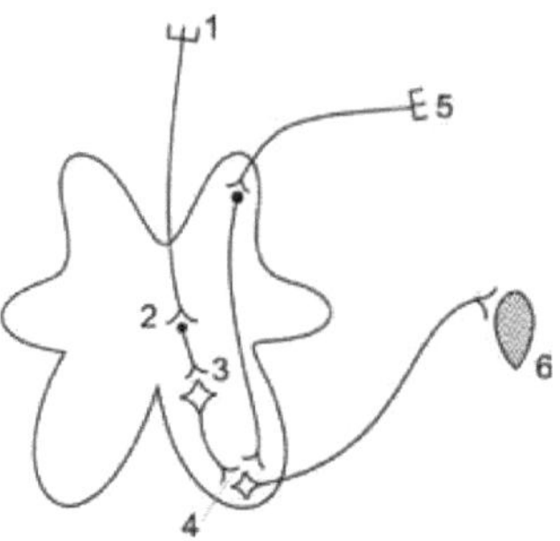

libertação de ácido gama aminobutírico (GABA) pára (ou diminui) na membrana pré-sináptica do crescimento das células de Renshaw, o que leva a um aumento da excitabilidade do motoneurónio alfa, facilitando os reflexos espinais.

Interação entre o PMA, o centro de Hess e a formação reticular

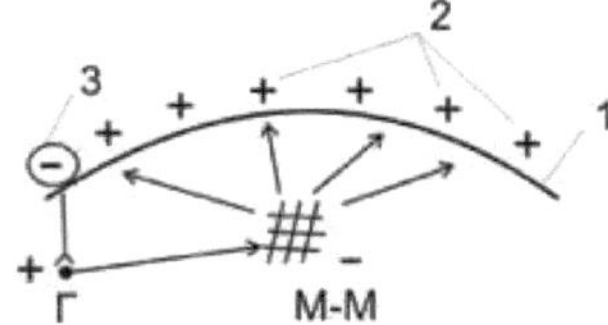

Este diagrama mostra a interação entre o córtex cerebral (PMA-1), o centro Magune Morutsi da formação reticular do cérebro (M-M) e o centro Hess no hipotálamo (H). Quando o centro Hess é excitado, o centro Magoon Morutsi é inibido e o fluxo de impulsos através da via reticulocortical pára, o que leva à inibição da PMA (1). Assim, no estado de vigília, o centro de Magoon Moruci está em estado de excitação. Devido aos impulsos ao longo da via reticulocortical, a PMA está num estado ativo (2). Quando ocorre uma inibição local na PMA (3), o centro Hess é excitado, o que leva à inibição do centro Meguna Moruci, o fluxo de impulsos ao longo da via reticulocortical pára e a PMA é inibida (ocorre o sono).

REGULAÇÃO FISIOLÓGICA
Arcos reflexos somáticos e autonómicos

Este diagrama mostra as vias reflexas somáticas (B) e autonómicas (A). A via do reflexo somático começa com o recetor (1), onde a energia do estímulo é convertida num 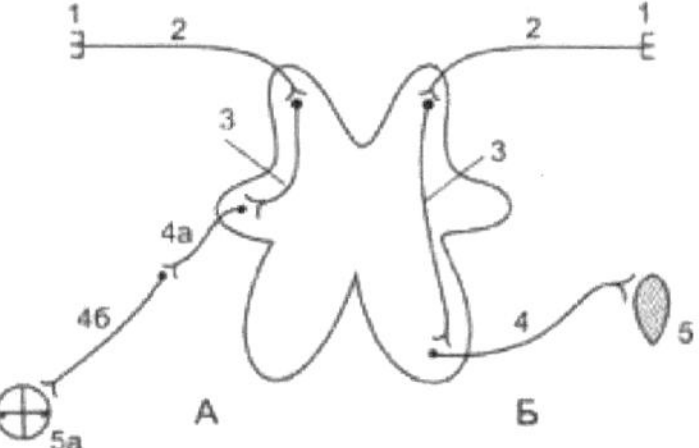 impulso nervoso, que chega aos cornos anteriores da medula espinal através do neurónio aferente ao longo da via aferente (2). A partir daqui, os impulsos ao longo da via eferente (4) chegam ao órgão de trabalho, os músculos esqueléticos (5). A via do reflexo autonómico começa com o recetor (1), onde a energia do estímulo é convertida num impulso nervoso, que chega aos cornos laterais da medula espinal através do neurónio aferente ao longo da via aferente (2). A partir daqui, os impulsos ao longo da via eferente (4) chegam ao órgão de trabalho, os órgãos internos (neste caso, o miocárdio - 5a). A via eferente da via reflexa autonómica é interrompida no gânglio e é constituída por fibras pré-ganglionares (4a) e pós-ganglionares (4b). Assim, a via reflexa somática e autonómica é constituída por 5 ligações: recetor (1), via aferente (2), neurónio de inserção (3), via eferente (4, 4a, 4b) e efector (órgão de trabalho - 5, 5a)

Princípio do feedback

1

Este diagrama mostra a regulação nervosa das funções fisiológicas com feedback. A regulação nervosa começa com a

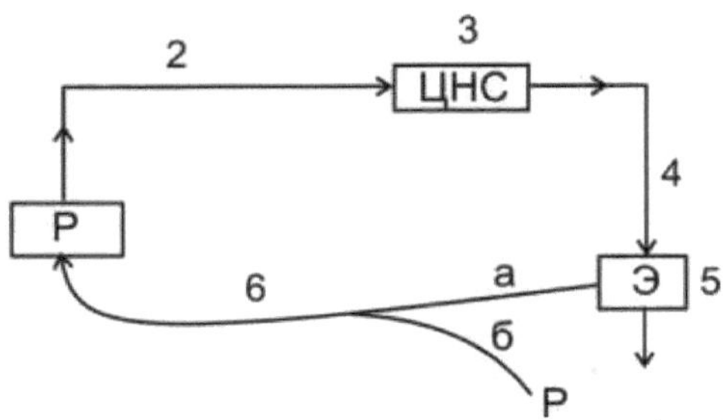

irritação do recetor (1 - P). Os impulsos do recetor através da via aferente (2) chegam ao SNC (3), depois através das vias eferentes (4) para o efector (5 - E), e o resultado (P1) aparece. O resultado do efector via feedback (6) entra no SNC a partir dos receptores do efector (a) ou do recetor que percebe o resultado (b). Assim, o feedback transporta informação para o SNC sobre o resultado atual. Aqui, o resultado real é comparado com o resultado definido (correto). Se o resultado real for maior do que o resultado pretendido, a função efectora diminui (feedback negativo), se o resultado real for menor do que o resultado pretendido, a função efectora aumenta (feedback positivo).

Este diagrama reflecte os sinais que afectam o efector (Ef). Todos os sinais são divididos em dois grupos: 1 - sinais de regulação provenientes do SNC; 2 - sinais de

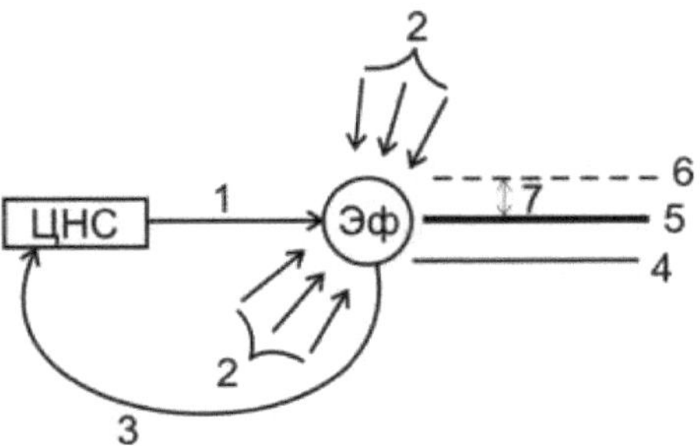

perturbação, cujo número depende do ambiente em que a pessoa se encontra. Os sinais de regulação fixam o funcionamento do efector a um nível pré-estabelecido (5). Os sinais de perturbação desviam o trabalho do efector do nível definido (6,4), pelo que o resultado real do trabalho do efector é sempre diferente do definido. A diferença entre os parâmetros do resultado definido e do resultado real (7) indica um desajuste. Graças ao feedback (3), o desfasamento é minimizado.

Peculiaridades da regulação nervosa e humoral

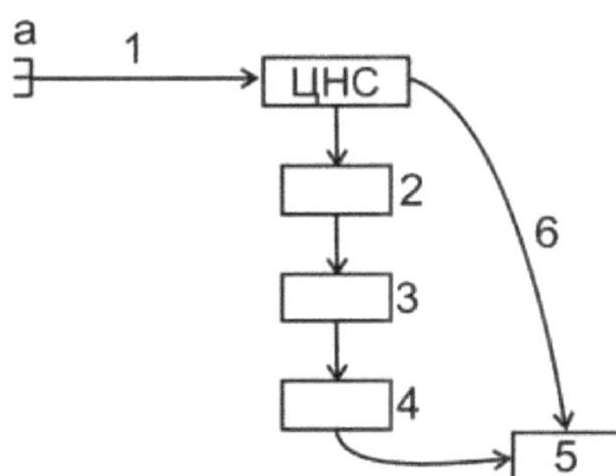

Este diagrama mostra a regulação nervosa (a-1-CNS-6-5) e humoral (a-1-CNS-2-3-4-5) das funções fisiológicas. Na regulação nervosa, os impulsos do recetor (a) através das vias aferentes (1) chegam ao SNC, de onde vão para o efector (5) através das vias eferentes (6). A regulação nervosa é realizada com base nos reflexos. Na regulação humoral, os impulsos provenientes do recetor (a), através das vias aferentes (1), chegam ao SNC. Isto excita o hipotálamo (2), resultando na libertação de liberinas ou estatinas, que através do sistema portal autónomo chegam ao lobo anterior da glândula pituitária - adeno-hipófise (3). Aqui, a libertação da hormona trópica correspondente é aumentada (pela ação das liberinas) ou diminuída (pela ação das estatinas). As hormonas trópicas da hipófise, através do sangue, afectam as glândulas endócrinas correspondentes (4), que segregam uma hormona efectora que afecta a função do efector através do sangue (5). Assim, na regulação humoral, vários efectores intermédios (2,3,4) estão envolvidos no processo, pelo que a velocidade da regulação humoral é muito mais lenta do que a da regulação nervosa.

Sistemas funcionais do corpo (FBS)

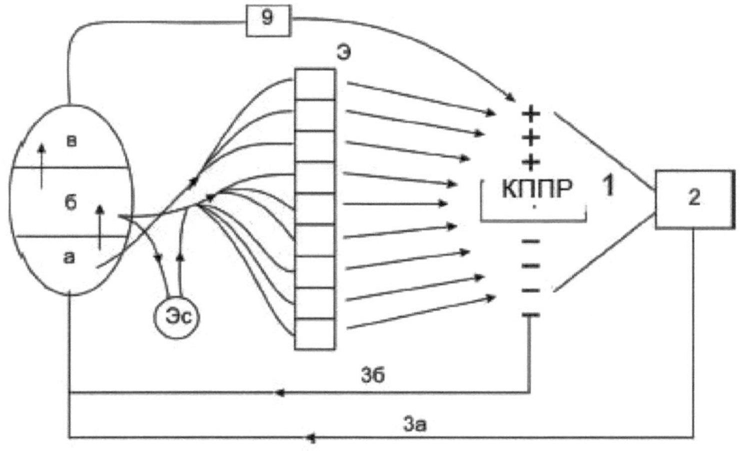

Este diagrama mostra as ligações do sistema funcional do organismo (FUS). De acordo com a definição de P.K. Anokhin, um FUS é uma organização dinâmica, cuja atividade tem como objetivo alcançar um resultado final útil e adaptativo (1 - KPPP). Assim, o fator de formação do sistema de qualquer FUS é o KPPR. Trata-se de uma organização dinâmica, uma vez que o número de efectores envolvidos num determinado QSF está em constante mudança, e se o KPPR estiver dentro da norma, o QSF não funciona. O primeiro elo do QSF é o CPPR. Quando a CPPP se desvia do nível ótimo, o segundo elo, o recetor específico (2), é excitado. A partir do recetor específico, os impulsos chegam ao SNC através da via aferente (3a). Além disso, a alteração do próprio índice, através da ligação humoral (3b), também afecta o SNC. Distinguem-se três níveis no SNC: a) o centro específico, que é excitado pela mudança de qualquer indicador; b) o hipotálamo, que é o centro supremo de todas as funções vegetativas e endócrinas; c) o córtex dos grandes hemisférios, que, quando excitado, liga o elo externo do FUS - comportamento intencional que visa um resultado específico. Do centro específico e do hipotálamo, através de vias eferentes, chegam impulsos aos efectores, cujo trabalho altera este CPPP. Quando o hipotálamo está envolvido no processo, em paralelo com os impulsos nervosos, é incluída a ligação humoral de influência sobre os efectores através de alterações nas funções das glândulas endócrinas. O número de efectores que participam no trabalho do FUS depende do grau de desvio do CPPP do nível ótimo: quanto maior for o desvio, mais efectores participam no trabalho deste FUS. Se, com a alteração máxima das funções dos efectores, a CPPP não voltar ao normal, a excitação do hipotálamo estende-se ao córtex dos grandes hemisférios e um elo externo - o comportamento - é incluído no trabalho do FUS. O comportamento altera-se um a um até que a CPPP seja reposta no valor ótimo.

Elo central do QSF

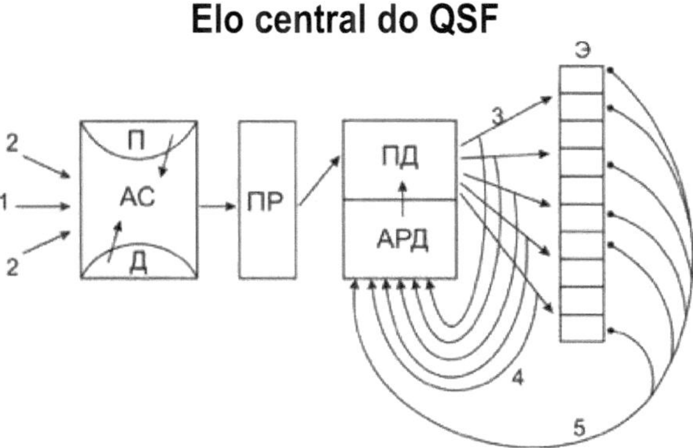

Este esquema reflecte o elo central do FUS, que é constituído pelos seguintes blocos: I. Síntese aferente (SA), onde se combinam sinais de várias ordens: a) sinal de disparo (1), que provém de um recetor específico e indica um desvio da CPPD; b) sinais situacionais (2), que transportam informações sobre o ambiente em que se encontra o objeto através dos receptores apropriados; c) sinais da unidade de memória (M); d) sinais do foco dominante de excitação (E). Quando os sinais acima são combinados, o SA responde às seguintes questões: 1) o que fazer? Quando se combinam os sinais de disparo e de circunstância; 2) como fazer? Quando se combinam os sinais de disparo, de estado e os provenientes do bloco de memória; 3) quando fazer? Quando se combinam o gatilho, os sinais de circunstância provenientes da unidade de memória e o foco de excitação dominante; II. A tomada de decisão (PD); III. Programas de ação (PoA), ou seja, quais os efectores (E) e em que modo devem funcionar para fazer regressar o CPPP ao nível ótimo; IV. Ao realizar a PD (3), forma-se o quarto bloco (4) - o aceitador de resultados da ação (ARD) - este bloco P.K. Anokhin chamou o aparelho de previsão futura. Este bloco reflecte os parâmetros do funcionamento futuro dos efectores, ou seja, quais devem ser os parâmetros do funcionamento dos efectores. Quando a função dos efectores muda, os sinais sobre o seu resultado real são enviados ao RDA por feedback (5). Este bloco compara o resultado definido (via PD) com o resultado real recebido via feedback. Se o resultado real não coincidir com o resultado definido, os impulsos do ADF vão para o PD e os efectores já em funcionamento são alterados.

SISTEMA CARDIOVASCULAR

Registo de potenciais de ação cardíacos
(ECG, triângulo de Einthoven)

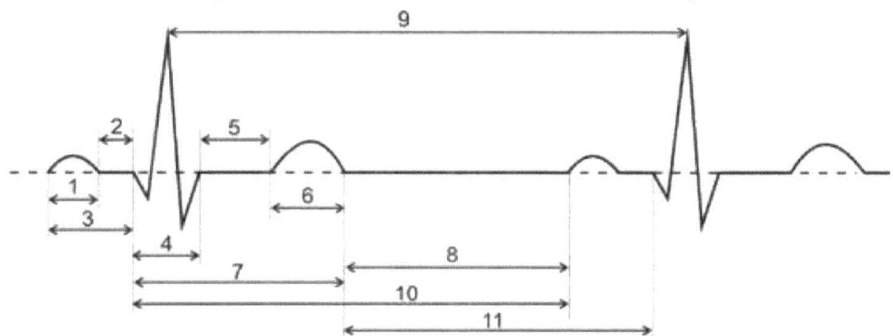

ECG. Aqui estão marcados os seguintes intervalos: PQ (3) - tempo de propagação da excitação das aurículas para os ventrículos; QRS (4) - tempo de propagação da excitação através do miocárdio de ambos os ventrículos; QRST (7) - tempo durante o qual se nota a presença do processo de excitação nos ventrículos do coração - duração da sístole eléctrica; RR (9) - duração de um ciclo cardíaco (sístole e diástole). No ECG distinguem-se os seguintes segmentos (a parte do intervalo que se encontra na isolinha); PQ (2) - a parte do intervalo PQ que se encontra na isolinha. Este segmento reflecte o processo de polarização, uma vez que a excitação nas aurículas terminou e nos ventrículos ainda não começou; ST (5) - parte do intervalo QRST, que se encontra na isolinha. Este segmento reflecte o processo de despolarização - durante este tempo todas as fibras do miocárdio estão em estado de excitação; TP (8) - neste momento o miocárdio está em estado de polarização, uma vez que a excitação nos ventrículos terminou e nos átrios ainda não começou (o miocárdio dos ventrículos e dos átrios está em repouso - pausa geral). Duração de P (1) - tempo durante o qual se observa o processo de excitação em ambos os átrios. Duração de T (6) - tempo de decaimento da excitação (repolarização) nos ventrículos do coração. 10 - duração da diástole atrial; 11 - duração da diástole ventricular.

Propriedades fisiológicas do músculo cardíaco.
Automatismo cardíaco

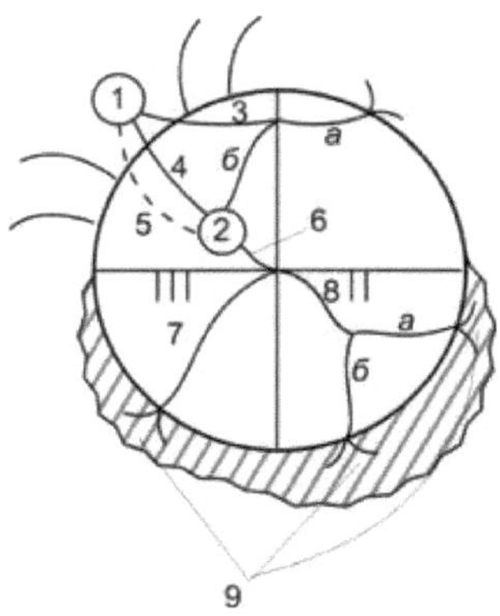

O sistema de condução do coração, que consiste nos seguintes elementos:

1) nó sinoatrial (SA), localizado na borda do seio venoso (a junção da veia cava superior e inferior) e o átrio direito. Este nó tem a maior automaticidade; 2) nó atrioventricular (AV), localizado no septo interventricular mais próximo do septo interatrial. A automaticidade deste nó é 1,5 vezes menor que a do nó AC. O nó CA está ligado ao AV por três feixes inter-nodais: feixe inter-nodal anterior (3), que se divide em dois ramos, um dos quais chega à aurícula esquerda (3a - feixe de Bachmann), o outro (3b) à AV; feixe inter-nodal médio (4 - feixe de Wenckebach) parte da SA, passa por trás da veia cava superior, desce pela parte posterior do septo interauricular e chega à AV; feixe inter-nodal posterior (5 - feixe de Thorel) sai da SA, desce e vai para posterior. O feixe de Hiss (6) - começa na parte inferior da AV e na área do septo interventricular divide-se em duas pernas: a perna direita do feixe de Hiss (7) - um feixe longo e fino, que na parte distal deixa o septo interventricular e alcança o músculo papilar anterior do ventrículo direito, onde se ramifica e se conecta com as fibras de Purkinje; a perna esquerda do feixe de Hiss (8), que se divide em dois ramos - anterior e posterior. O ramo anterior chega à base do músculo papilar anterior e ramifica-se na parte anterior-superior do ventrículo esquerdo. O ramo posterior atinge a base do músculo papilar posterior. O sistema de condução cardíaco termina no miocárdio ventricular com as fibras de Purkinje (9)

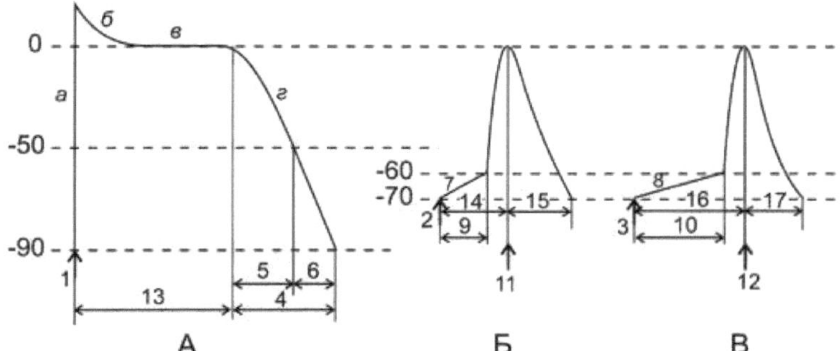

A figura A mostra a PAM de um cardiomiócito, que consiste nas seguintes fases: f. despolarização (1), repolarização precoce ou rápida (b), platô (c) e repolarização tardia ou lenta (d). As fases da MAP correspondem às seguintes fases de excitabilidade do miocárdio: 1, b, c (13) corresponde à fase refractária absoluta, quando o miocárdio não responde a estímulos adicionais. A duração desta fase corresponde à duração da sístole e do primeiro terço da diástole; d (5) corresponde à fase refractária relativa da excitabilidade, nesta fase o miocárdio reage a estímulos adicionais resultando em extrassístole; d (6) corresponde à fase supranormal da excitabilidade (exaltação).

A figura B mostra a PAM no nó sinoatrial (SA) do sistema de condução cardíaco e consiste nas seguintes fases: despolarização diastólica lenta (SDD-9), que se inicia durante a diástole ventricular (2); despolarização, que parte do nível crítico de despolarização (-60) e atinge o nível zero, ou seja, ao contrário da PAM dos cardiomiócitos, não há overshoot; repolarização, que parte do nível zero e atinge o nível de -70.Ou seja, ao contrário da MFD do cardiomiócito, não há overshoot; repolarização, que parte do nível zero e atinge o nível de -70. No início do pico da MFD (11), ocorre um impulso no SA, ao qual o miocárdio responde com o início da sístole. Assim, a duração desde o início do MFM (2) até ao pico do MFM (11) corresponde à diástole ventricular (14). Do pico do MFM (11) ao início do próximo MFM corresponde à sístole ventricular (15).

A figura B mostra a PAM no nodo atrioventricular (AV) do sistema de condução cardíaco e consiste nas seguintes fases: despolarização diastólica lenta (DDM-10), que se inicia durante a diástole ventricular (3); despolarização, que parte do nível crítico de despolarização (-60) e atinge o nível zero, também não há sobressinal; repolarização, que parte do nível zero e atinge o nível -70. No início do pico da PAM (12), ocorre um impulso AV, ao qual o miocárdio responde com o início da sístole. Assim, a duração desde o início da MFM (3) até ao pico da MFM (12) corresponde à diástole ventricular (16). Do pico do MFM (12) ao início do próximo MFM corresponde à sístole ventricular (17).

As figuras B e C mostram que a MFM no nódulo CA difere da MFM no nódulo AV apenas pela taxa diferente de MFM: a taxa de MFM no nódulo CA (7) é maior do que a taxa de MFM no nódulo AV (8); portanto, a automaticidade do nódulo CA é significativamente (1,5-2 vezes) maior do que a do nódulo AV. Numa pessoa saudável, tendo em conta a influência do nervo vago no coração, ocorrem 60-80 impulsos/min em 1min no nódulo AC, e 40-45 impulsos/min no nódulo AV. Quando os impulsos ocorrem no nódulo SA, os impulsos não ocorrem nas partes subjacentes do sistema de condução (nódulo AV, feixe de Hiss, pernas de Hiss, fibras de Purkinje) - eles conduzem os impulsos que ocorrem no nódulo SA para o miocárdio ventricular.

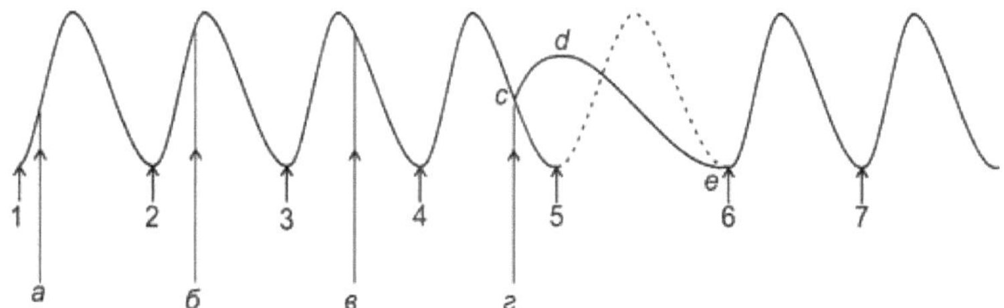

Esta figura mostra o cardiograma e o mecanismo da extrassístole ventricular cardíaca (c-d) seguida de uma pausa compensatória, ou diástole prolongada (d-e). 1-7 são impulsos que ocorrem periodicamente no seio venoso (cardiograma de coração de rã); a-d são estímulos adicionais. A figura mostra que, de todos os estímulos adicionais, o miocárdio ventricular responde apenas ao estímulo d (resultando numa sístole extraordinária - extrassístole:c-d), que cai a meio da diástole, o que corresponde à fase refractária relativa. O miocárdio ventricular não responde aos estímulos adicionais a,b,c, pois estes estímulos caem na fase refractária absoluta da excitabilidade. Após a extrassístole há uma pausa compensatória, ou diástole prolongada (d-e), ou seja, após a extrassístole salta-se um ciclo cardíaco (do imp. 5 ao imp. 6). A ocorrência de d-e deve-se ao facto de o impulso seguinte do seio venoso (5) cair na fase refractária absoluta da excitabilidade miocárdica (extrassístole) e o miocárdio não responder a este estímulo até que ocorra o impulso seguinte (6).

Função hemodinâmica do coração. A estrutura do ciclo cardíaco

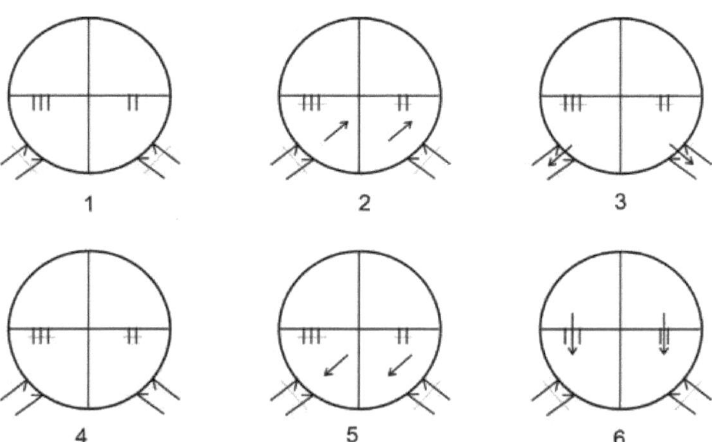

Estas figuras mostram a correspondência das válvulas flap (no septo atrioventricular) e das válvulas semilunares (na desembocadura da artéria pulmonar do ventrículo direito e da aorta do ventrículo esquerdo) em diferentes fases e períodos da estrutura do ciclo cardíaco. Na Fig.1, as válvulas flap estão abertas e as válvulas semilunares estão fechadas - isto corresponde ao início da sístole (período de contração assíncrona - As), nem todas as fibras miocárdicas dos ventrículos foram ainda excitadas, pelo que as válvulas flap ainda estão abertas. O As dura 0,04-0,05s. Na Fig. 2, todas as válvulas estão fechadas e o miocárdio ventricular contrai-se com as válvulas fechadas (período de contração isométrica - Ic), pelo que a pressão aumenta acentuadamente nos ventrículos (as setas apontam para cima): no ventrículo esquerdo para 70-80 mmHg, e no ventrículo direito - para 12-15 mmHg. O Ic dura 0,02-0,03s. Na Fig.3, as válvulas flap estão fechadas e as válvulas semilunares estão abertas e o período de ejeção (E) da sístole ventricular começa, as setas indicam a direção do fluxo sanguíneo: do ventrículo esquerdo o sangue flui para a aorta (o início do grande círculo de circulação), e do ventrículo direito - para a artéria pulmonar (o início do pequeno círculo de circulação). No início do período de expulsão, a pressão nos ventrículos continua a aumentar: no ventrículo esquerdo para 110-120 mmHg, e no ventrículo direito - para 20-25 mmHg). E tem a duração de 0,28-0,32s. Na Fig.4, as válvulas flap estão fechadas e as válvulas semilunares ainda estão abertas, a ausência da seta mostra que a expulsão de sangue dos ventrículos parou, uma vez que a pressão nos ventrículos e nos vasos principais (aorta e artéria pulmonar) é a mesma. Este é o primeiro período da diástole - protodiastólica (P) e tem a duração de 0,015-0,02 s. Na Fig.5, as válvulas flap estão fechadas e as válvulas semilunares também estão fechadas devido ao refluxo de sangue dos vasos principais para os ventrículos do coração à medida que a pressão nos ventrículos diminui. As setas indicam uma diminuição súbita da pressão nos ventrículos do coração para 0 - este período é designado por relaxamento isométrico (RI) - este período tem a duração de 0,08s. Na Fig.6, as válvulas semilunares estão fechadas e as válvulas flap estão abertas. Ao contrário da Figura 1, neste caso, as setas indicam que o sangue das aurículas flui para os ventrículos, ou seja, inicia-se o período de enchimento ventricular: o enchimento passivo ocorre durante a diástole auricular (0,17s) e o enchimento ativo ocorre durante a sístole auricular (0,1s). Assim, as figuras 1,2,3 reflectem diferentes períodos da fase de sístole ventricular: 1 - AC; 2 - Ic; 3 - E. As figuras 4,5,6 reflectem diferentes períodos da fase de diástole ventricular: 4 - P; 5 - IR; 6 - período de enchimento ventricular.

A Figura 1 mostra o registo síncrono do ECG (registo da excitação do miocárdio) e do PCG (registo dos sons cardíacos que ocorrem durante as diferentes fases do ciclo cardíaco). Existem 4 tons (I, II, III e IV) no ECG: O tom I ocorre durante a sístole ventricular, sendo por isso chamado de tom sistólico e consiste nos seguintes componentes: tensão dos tendões dos folhetos

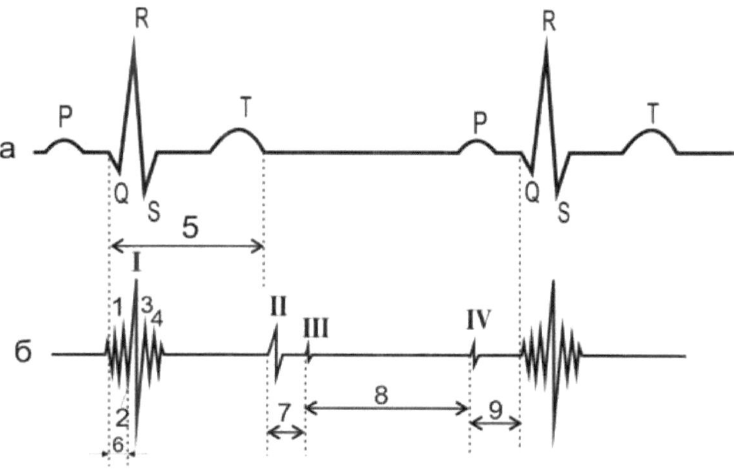

Fig.1

(1); fechamento das válvulas flap - início das oscilações de alta amplitude (2); abertura das válvulas semilunares (3) e saída da primeira porção de sangue dos ventrículos para os vasos principais (4). O Tónus II ocorre durante a diástole, quando o sangue que regressa aos ventrículos bate nas válvulas semilunares, sendo esta a causa da sua ocorrência, seguida de relaxamento isométrico dos ventrículos. O III tónus ocorre durante a diástole, 0,08 s após o batimento das válvulas semilunares e tem como causa a abertura das válvulas flap e inicia o período de enchimento dos ventrículos do coração. O IV tom ocorre durante a diástole com enchimento ventricular ativo durante a sístole atrial. Os tons I e II são sempre observados na FCG, e os tons III e IV em 10-15% dos casos. Assim, ocorrem quatro tons num ciclo cardíaco: um durante a sístole (tom I) e os outros durante a diástole (tons II, III e IV). A partir deste registo síncrono, podem ser determinados os seguintes períodos da estrutura do ciclo cardíaco: duração do ciclo cardíaco (intervalo RR no ECG), duração da sístole eléctrica (Q-T de 5 intervalos no ECG), período de contração assíncrona da sístole ventricular (6 intervalos desde o início do Q ECG até ao início da oscilação de alta amplitude do tom I no FCG), duração do período de relaxamento isométrico da fase de diástole ventricular (7-intervalo entre o tom II do ECG e o tom III), duração do período de enchimento passivo da fase de diástole ventricular (8-intervalo entre o tom III do ECG e o tom IV) e duração do enchimento ativo (9-intervalo entre o tom IV do ECG e o início do ECG Q).

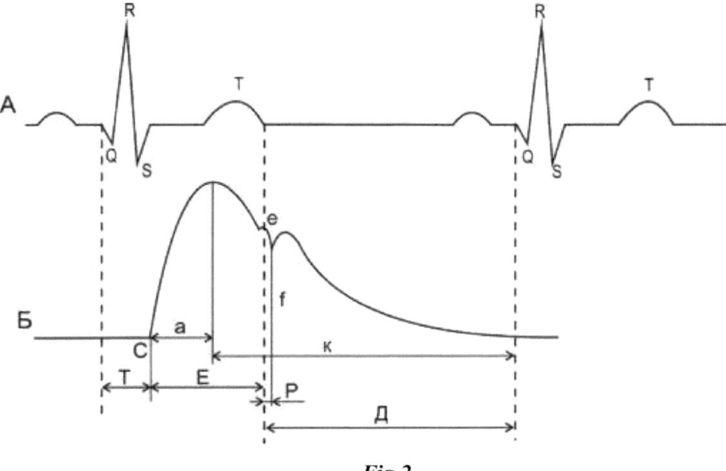

Fig.2

A Fig.2 mostra o registo síncrono do ECG (A - registo das biocorrentes de excitação do miocárdio) e do esfigmograma (B-SG - registo do pulso arterial). O SG distingue entre a parte ascendente - anacrota (a) e a parte descendente - catacrota (k). O ponto e na catacrota reflecte o início da diástole (o início do período protodiastólico - P), o ponto f - batimento das válvulas semilunares, o início da subida dicrótica e o fim de P. Neste registo síncrono podem ser identificados os seguintes períodos da estrutura do ciclo cardíaco: duração do ciclo cardíaco (intervalo RR no ECG); duração da sístole eléctrica (intervalo Q-T no ECG); fase de tensão (T - intervalo entre o início de Q no ECG e o ponto C no SG), que consiste em períodos de contração assíncrona e isométrica. Esta fase reflecte a duração da preparação do coração para o trabalho útil de expulsão do sangue dos ventrículos do coração; a fase de expulsão do sangue dos ventrículos do coração (E - o intervalo do ponto C do SG até ao ponto e); o primeiro período da diástole - o período protodiastólico (P - o intervalo do ponto e do SG até ao ponto f); a duração de toda a diástole dos ventrículos (intervalo D do ponto e do SG até ao início do Q do ECG).

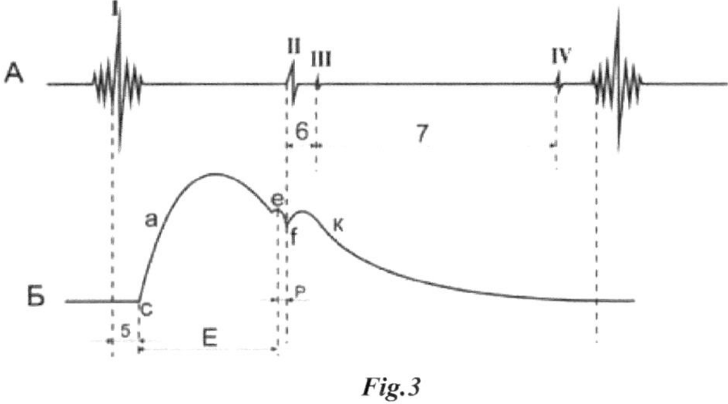

Fig.3

A Figura 3 mostra o registo síncrono do PCG (A - registo das bulhas cardíacas que ocorrem em diferentes fases do ciclo cardíaco) e do esfigmograma (B-SG - registo do pulso arterial). Existem 4 tons (I, II, III e IV) registados na FCG: O tom I ocorre durante a sístole ventricular, por isso chamado de tom sistólico e consiste nos seguintes componentes: tensão dos tendões das válvulas foliares (1); fecho das válvulas foliares - início das oscilações de alta amplitude (2); abertura das válvulas semilunares (3) e saída da primeira porção de sangue dos ventrículos para os vasos principais (4). O Tónus II ocorre durante a diástole, quando o sangue que regressa aos ventrículos bate nas válvulas semilunares, sendo esta a causa da sua ocorrência, seguida de relaxamento isométrico dos ventrículos. O III tónus ocorre durante a diástole, 0,08 segundos após o batimento das válvulas semilunares e tem como causa a abertura das válvulas foliares e inicia o período de enchimento dos ventrículos do coração. O tom IV ocorre durante a diástole ventricular com enchimento ventricular ativo durante a sístole atrial. Os tons I e II são sempre observados na FCG, e os tons III e IV em 10-15% dos casos. Assim, ocorrem quatro tons durante um ciclo cardíaco: um durante a sístole (tom I), os outros durante a diástole (tons II, III e IV). O GS distingue a parte ascendente - anacrota (a) e a parte descendente - catacrota (k). O ponto e na catacrota reflecte o início da diástole (início do período protodiastólico - P), o ponto f - batimento das válvulas semilunares, o início da subida dicrótica e o fim do P. Com base neste registo síncrono, podem ser determinados os seguintes períodos da estrutura do ciclo cardíaco duração do período de contração isométrica da sístole ventricular (5-Ic - intervalo desde o início da oscilação de alta amplitude do tom I até ao início da anacrta no ponto SG c); a fase de expulsão do sangue dos ventrículos do coração (E - intervalo desde o ponto SG c até ao ponto e); primeiro período da diástole - período protodiastólico (P - intervalo do ponto e da GS ao ponto f); duração do período de relaxamento isométrico da fase de diástole ventricular (6-intervalo do tom II da FCG ao tom III); duração do período de enchimento passivo da fase de diástole ventricular (7-intervalo do tom III da FCG ao tom IV).

Regulação do coração

A figura 4 mostra a regulação simpática do coração. Três gânglios cervicais (superior - 1, médio - 2 e inferior - 3), bem como neurónios nos cornos laterais da medula espinal dos cinco gânglios cervicais superiores estão envolvidos na regulação simpática do coração.

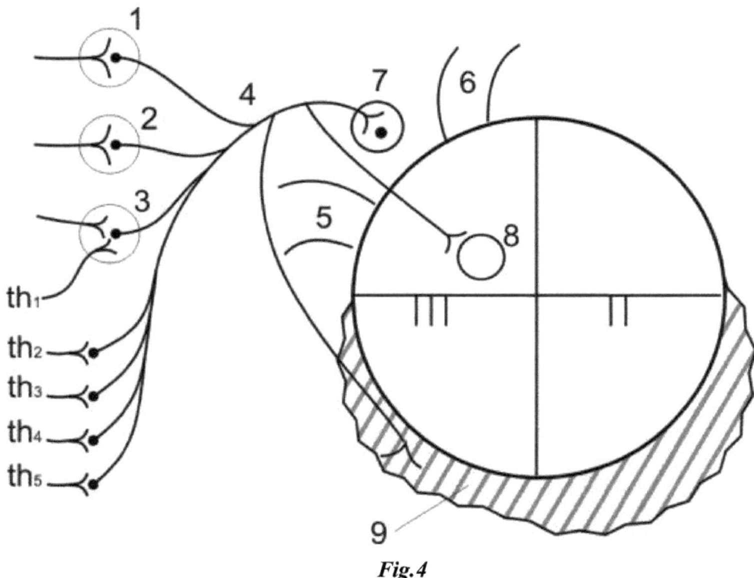

Fig.4

segmentos torácicos (th1-th5). As fibras pré-ganglionares dos neurónios th1 terminam no gânglio cervical inferior, formando o gânglio estrelado. As fibras pós-ganglionares do nervo simpático dos gânglios cervicais e paravertebrais th2-th5 (4) terminam no nódulo sinoatrial (CA-7), no nódulo atrioventricular (AV-8) e nas estruturas adrenorreactivas beta-1 do miocárdio dos ventrículos direito e esquerdo (9). As terminações nervosas da fibra pós-ganglionar do nervo simpático libertam noradrenalina. Quando a noradrenalina interage com as células P do nódulo SA, a taxa de despolarização diastólica lenta aumenta, o que leva a um aumento do número de impulsos gerados no nódulo SA e a um aumento da FC (taquicardia) - este é um efeito cronotrópico positivo. Quando a noradrenalina interage com as estruturas beta-1 adrenérgicas do miocárdio ventricular, há um aumento da excitabilidade miocárdica (efeito butmotrópico positivo), da condução (efeito dromotrópico positivo) e da contratilidade (efeito inotrópico positivo).

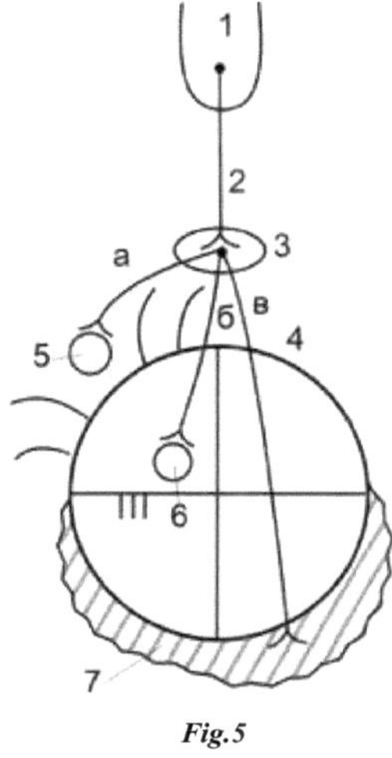

Fig.5

A Fig. 5 mostra a regulação parassimpática da função cardíaca, na qual participa o nervo vago, cujo núcleo está localizado na medula oblonga (1). A fibra pré-ganglionar do nervo vago (2) termina no gânglio intra-mural (3). As fibras pós-ganglionares do nervo vago (a,b,c) terminam respetivamente no nódulo sinoatrial (SA - 5), no nódulo atrioventricular (AV - 6) e nas estruturas M-colinoreactivas do miocárdio dos ventrículos direito e esquerdo (7). A acetilcolina é libertada nas terminações nervosas da fibra pós-ganglionar do nervo vago. Quando a acetilcolina interage com as células P do nódulo SA, a taxa de despolarização diastólica lenta diminui, o que leva a uma diminuição do número de impulsos gerados no nódulo SA e a uma diminuição da FC (bradicardia) - este é um efeito cronotrópico negativo. Quando a acetilcolina interage com as estruturas colinoreactivas M do miocárdio ventricular, ocorre uma diminuição da excitabilidade do miocárdio (efeito butmotrópico negativo), da condução (efeito dromotrópico negativo) e da contratilidade (efeito inotrópico negativo).

A Fig.6 mostra o reflexo periférico intracardíaco que proporciona a autorregulação da função cardíaca. Este reflexo começa com a excitação dos receptores de estiramento do miocárdio (b) durante a diástole ventricular (os ventrículos estão cheios de sangue, o que leva ao estiramento do miocárdio). Quando estes receptores são excitados, os impulsos através das vias aferentes (2 e 5) são enviados simultaneamente para os neurónios adrenérgicos (6) e colinérgicos (3) do gânglio intramural (9). Neste caso, apenas o neurónio adrenérgico é excitado (a sua excitabilidade é maior do que a do neurónio colinérgico) e nas terminações nervosas da fibra eferente do neurónio adrenérgico (8) é libertada norepinefrina, que interage com as estruturas beta-1 adrenérgicas do miocárdio e há um aumento da excitabilidade miocárdica (efeito

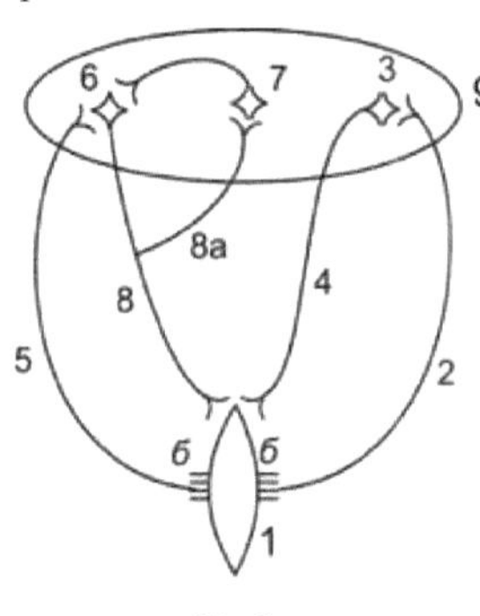

Fig.6

butmotrópico positivo), da condução (efeito dromotrópico positivo) e da contratilidade (efeito inotrópico positivo). Em caso de estiramento forte do miocárdio, há uma excitação do neurónio colinérgico (3) e, ao mesmo tempo, na colateral (8a) da fibra eferente do neurónio adrenérgico (8), chegam impulsos ao neurónio inibitório (7), cuja excitação inibe o neurónio adrenérgico (6). Assim, sob forte estiramento, a acetilcolina é libertada nos terminais das fibras eferentes do neurónio colinérgico (a libertação de noradrenalina nos terminais das fibras eferentes do neurónio adrenérgico pára), que interage com as estruturas M-colinoreactivas do miocárdio, resultando numa diminuição da excitabilidade do miocárdio (efeito butmotrópico negativo), da condução (efeito dromotrópico negativo) e da contratilidade (efeito inotrópico negativo)

A Figura 7 mostra a alteração do desempenho cardíaco quando a regulação simpática e parassimpática é mantida (a) e após a

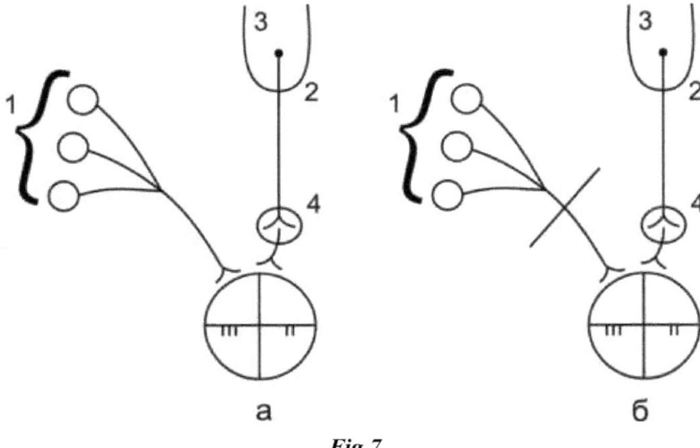

Fig. 7

transecção do nervo simpático (b): 1 - gânglios cervicais, onde começam as fibras pós-ganglionares do nervo simpático; 2 - medula oblonga; 3 - núcleo do nervo vago, que realiza a regulação parassimpática do coração; 4 - gânglio intramural, onde termina a fibra pré-ganglionar do nervo vago e começa a fibra pós-ganglionar. Como resultado desta experiência, verifica-se que a FC após a transecção do nervo simpático praticamente não se altera. Este resultado indica que o centro nervoso simpático do coração não tem tónus, ou seja, no estado de repouso o coração não recebe impulsos ao longo das fibras do nervo simpático.

A Fig.8 mostra a alteração do trabalho cardíaco com preservação da regulação simpática e parassimpática (a) e após o corte do nervo parassimpático (b): 1 - gânglios cervicais, onde começam as fibras pós-ganglionares do nervo simpático; 2 - medula oblonga; 3 - núcleo do nervo vago, que realiza a regulação parassimpática do trabalho cardíaco; 4 - gânglio intramural, onde terminam as fibras pré-ganglionares do nervo simpático.

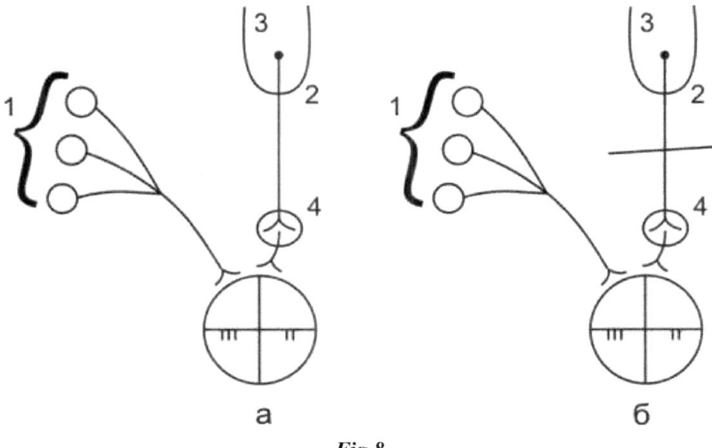

Fig.8

do nervo vago e começa a fibra pós-ganglionar. Como resultado desta experiência, verifica-se que, após a transecção do nervo parassimpático, a FC aumenta acentuadamente (de 70-80 batimentos/minuto para 130-140 batimentos/minuto). Este resultado indica que o núcleo do nervo vago tem tónus, ou seja, está em excitação constante. Assim, em repouso, o coração está constantemente sob a influência do nervo vago.

A Fig.9 mostra a alteração do trabalho cardíaco com preservação da regulação simpática e parassimpática (a) e após transecção dos nervos simpático e parassimpático (b): 1 - gânglios cervicais, de onde partem as fibras pós-ganglionares do nervo simpático; 2 - medula oblonga; 3 - núcleo do nervo vago, que realiza a regulação parassimpática do trabalho cardíaco; 4 - gânglio intramural, onde termina a fibra pré-ganglionar do nervo vago e começa a fibra pós-ganglionar. Como resultado desta experiência, nota-se que, após a transecção simultânea dos nervos simpáticos e parassimpáticos, o aumento acentuado de

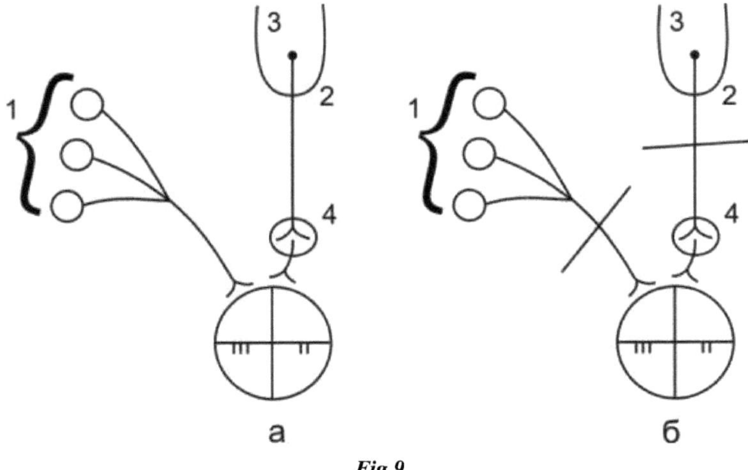

a   б

Fig.9

FC (de 70-80 batimentos/min para 130-140 batimentos/min). Este resultado indica que o coração em repouso recebe impulsos apenas do nervo vago, ou seja, o coração em repouso está constantemente sob a influência do nervo vago e não recebe impulsos do nervo simpático.

Leis básicas da hemodinâmica. Circulação sistémica. Pressão arterial

A figura 10 mostra o movimento do sangue a partir do coração (A), através da parte arterial do sistema vascular (B), através dos capilares (C) e da parte venosa do sistema vascular. O movimento do sangue do coração é pulsátil e intermitente: durante a sístole (1) o sangue sai dos ventrículos e durante a diástole (2) não há sangue. Na parte arterial do sistema vascular, o movimento do sangue é pulsátil e contínuo. A continuidade do fluxo sanguíneo na parte arterial deve-se à câmara de compressão aórtica, que se forma durante a sístole ventricular devido à

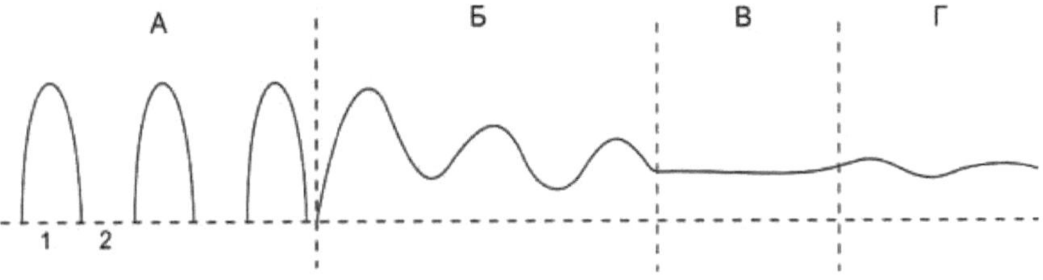

Fig.10

a presença de um grande número de fibras elásticas na camada média da aorta. Esta câmara é preenchida com sangue durante a sístole ventricular, que sai durante a diástole ventricular. Na parte capilar, o movimento do sangue é não pulsátil e contínuo, enquanto na parte venosa do sistema vascular, o movimento do sangue é fracamente pulsátil (devido à congestão periódica que ocorre durante um ciclo cardíaco) e contínuo.

A figura 11 mostra a relação entre a pressão (P) em diferentes partes do sistema vascular (1-aorta, 2-artérias de grande calibre, 3-artérias de médio calibre, 4-arteríolas, 5-capilares, 6-venosas, 7-venosas, 8-veias ocas) e a resistência (R). Como se pode ver

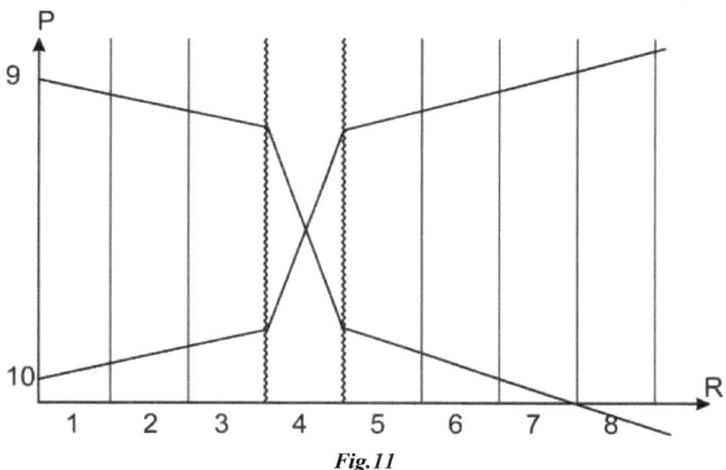

Fig.11

Pela figura, essa dependência é inversamente proporcional: quanto menor a resistência (10), maior a pressão (9) no vaso. Em cada vaso subsequente, a resistência é composta pela resistência desse vaso e pela soma das resistências dos vasos anteriores. A menor resistência está na aorta, pois este vaso está mais próximo do coração (bomba) - aqui a pressão mais alta (100 mmHg). A maior resistência encontra-se na veia cava - o vaso mais afastado do coração (bomba), pelo que tem a pressão mais baixa (-5 mmHg). Uma parte da energia do coração é gasta para pressurizar a parede do vaso e outra parte é gasta para vencer a resistência: quanto mais próximo o vaso estiver do coração (aorta), mais energia é gasta na pressão e menos na superação da resistência; quanto mais longe o vaso estiver do coração (veia cava), menos energia é deixada para a pressão e mais é gasta na superação da resistência. A figura mostra que a maior queda de pressão (a diferença entre a pressão no início do vaso e no final) está nas arteríolas (4). Isto deve-se ao facto de a camada média das arteríolas ter o maior número de células musculares lisas e de as arteríolas causarem a maior resistência ao fluxo sanguíneo.

A Fig.12 mostra a relação entre a velocidade linear do sangue através dos vasos (V) em diferentes partes do sistema vascular (1 - aorta, 2 - artérias de grande calibre,

3 - artérias de médio calibre, 4 - arteríolas, 5 - capilares, 6 - vénulas, 7 - veias, 8 - veias ocas) e a secção transversal total do vaso (S). Como se pode ver na figura, esta dependência é inversamente proporcional: quanto menor for a secção transversal total (10), maior será a velocidade linear (9) no vaso. A secção transversal mais pequena encontra-se na aorta (1), pelo que a velocidade linear é a mais elevada e é de 0,5 m/s. A maior secção transversal total encontra-se nos capilares (5 - 400-600 vezes maior do que na aorta), pelo que aqui a velocidade linear é a menor e é de 0,001 m/seg. A secção transversal total das duas veias ocas é duas vezes maior do que a da aorta, pelo que a velocidade linear nas veias ocas é aproximadamente duas vezes menor e é de cerca de 0,25 m/seg.

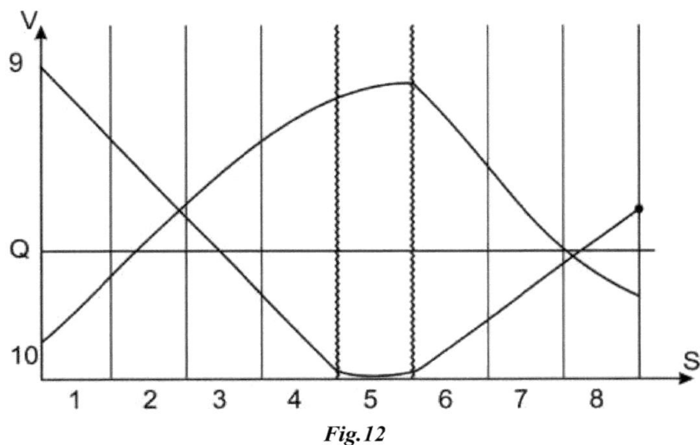

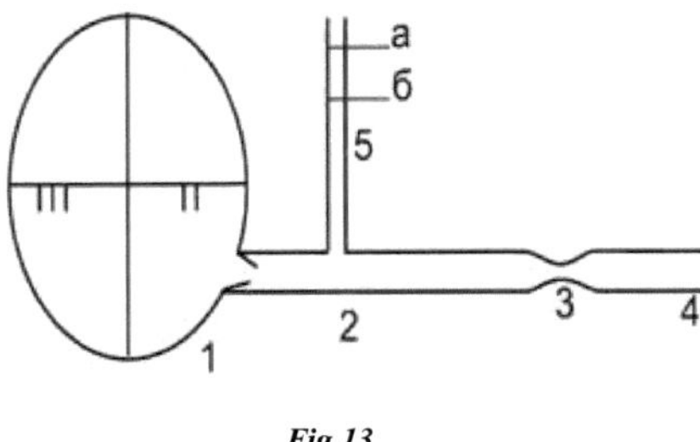

Fig.12

A velocidade volumétrica (Q - quantidade de sangue que passa através da secção transversal de um vaso por unidade de tempo) é a mesma em todos os vasos, uma vez que esta velocidade depende da FC e do volume de sangue sistólico (Q = FC x suco), ou seja, do trabalho do coração. Se 5 litros de sangue deixam os ventrículos do coração por minuto, então 5 litros de sangue passam pela secção transversal total de cada vaso num minuto.

Fig.13

A Fig.13 mostra um modelo do sistema vascular, a partir do qual podemos ver que dois factores influenciam o valor da PA (5) - a pressão na parede de toda a parte arterial do sistema vascular desde a aorta até às arteríolas (2): a velocidade do volume (Q) e a resistência (R). Q depende do trabalho do coração (Q=HSSxSOC): quanto maior for Q, maior será a PA (a); quando Q diminui, a PA também diminui (b). R depende do estado das células musculares lisas (SMCs) das arteríolas (3): quando as SMCs se contraem, as arteríolas estreitam-se, a resistência aumenta e a PA aumenta (a), quando as SMCs relaxam, as arteríolas dilatam-se, a resistência diminui e a PA diminui (b). Assim, depreende-se deste modelo que a PA depende de dois factores, que podem ser expressos pela seguinte fórmula PA = QxR, ou seja, a PA é diretamente proporcional à velocidade do volume e à resistência: quanto maior Q e R, maior a PA.

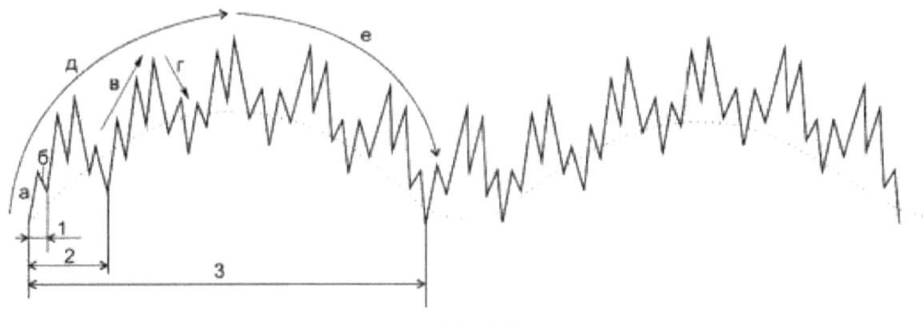

Fig.14

A Fig.14 mostra a curva da PA, que apresenta ondas de três ordens, diferindo no período. Onda de ordem I (1), cujo período corresponde à duração de um ciclo cardíaco: durante a sístole ventricular a PA aumenta (a), durante a diástole a PA diminui (b). Onda de ordem II (2) cujo período corresponde à duração de um ciclo respiratório: durante a expiração a PA aumenta (c), durante a inspiração a PA diminui (d). Onda III (3), cujo período corresponde a uma alteração do tónus da secção pressora (P) do centro vasomotor (CDV): quando o tónus do CDV aumenta, a PA aumenta (e) devido à vasoconstrição e ao aumento da resistência (R); quando o tónus do CDV diminui (quando a secção depressora do CDV é excitada), a PA diminui (f) devido à vasoconstrição e à diminuição da R.

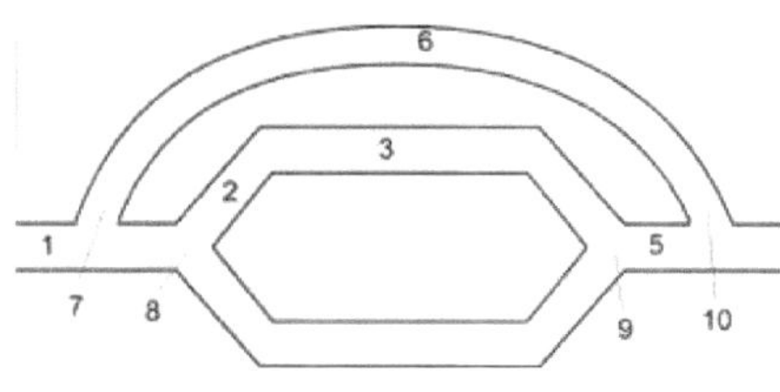

Fig.15

A Fig. 15 mostra o leito da microcirculação, que é constituído por 6 vasos: 1. - Arteríolas, cuja camada média é constituída por um grande número de células musculares lisas (SMC). As arteríolas participam na regulação da PA através da alteração da resistência: quando as SMC se contraem, o vaso estreita-se, a resistência aumenta e a PA aumenta; quando as SMC relaxam, o vaso expande-se, a resistência diminui e a PA diminui. As arteríolas também estão envolvidas na regulação do fluxo sanguíneo nos capilares, pelo que este vaso foi designado por I.M. Sechenov como as torneiras do sistema vascular - quando as arteríolas se estreitam, entra menos sangue nos capilares e quando se expandem - mais. 2 - os esfíncteres pré-capilares regulam diretamente o volume de sangue que entra nos capilares: quando o

GMC dos esfíncteres pré-capilares se contrai, o fluxo sanguíneo do capilar diminui, e quando relaxado, o fluxo sanguíneo do capilar aumenta. 3 - capilares, ou vasos metabólicos, porque aqui se efectua a troca de água, substâncias e gases entre o sangue e os tecidos. 4 - os esfíncteres pós-capilares regulam a pressão sanguínea nos capilares: quando os GMCs dos esfíncteres pós-capilares se contraem, a pressão intracapilar aumenta, o que contribui para a filtração transcapilar (aumenta a transferência de fluido do sangue para os tecidos), quando os GMCs relaxam, a pressão intracapilar diminui e a filtração diminui. 5 - As vénulas, ou vasos colectores, recolhem o sangue dos capilares. 6 - As anastomoses artério-venosas, ou vasos de derivação, participam na termorregulação: a uma temperatura ambiente baixa, as SMC dos esfíncteres pré-capilares contraem-se reflexivamente e o sangue que contorna o leito capilar passa através dos vasos de derivação, reduzindo a dissipação de calor; a uma temperatura ambiente crescente, as SMC dos esfíncteres pré-capilares relaxam reflexivamente e o sangue passa através do leito capilar, aumentando assim a dissipação de calor. A composição gasosa do sangue recolhido nas zonas 7, 8 e 10 não difere, uma vez que nas zonas 7 e 8 ainda não houve troca de gases e na zona 10 o sangue passou pelo vaso de derivação, onde não há troca de gases. O sangue da zona 9 difere do sangue 7, 8 e 10 na medida em que contém menos oxigénio e mais dióxido de carbono, uma vez que este sangue passou por capilares onde se realizam trocas gasosas (o O2 entra nos tecidos e o CO2 entra no sangue a partir dos tecidos).

Regulação da circulação

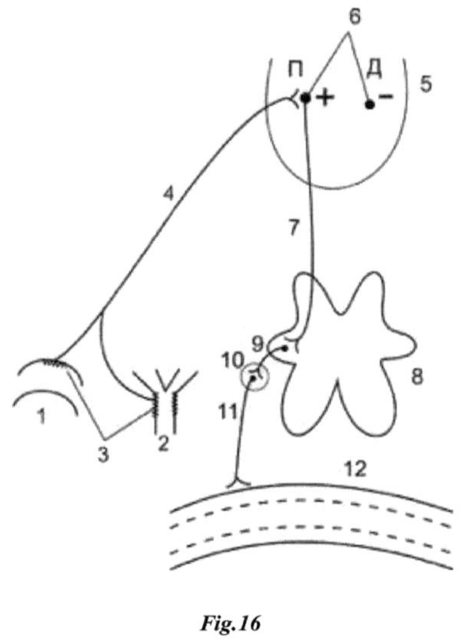

Fig.16

A figura 16 mostra o reflexo pressor, que é acompanhado por um aumento da PA. Os receptores deste reflexo estão localizados no arco aórtico (1) e no local de bifurcação da artéria carótida comum em externa e interna (2) e são chamados quimiorreceptores (3 - CR). Um estímulo adequado do PC é uma diminuição da tensão de oxigénio no sangue arterial (RO2). O valor limiar da RO2, a partir do qual os PC são estimulados, corresponde a 160-180 mm Hg, e a tensão máxima de oxigénio no sangue arterial em condições normais (0 m acima do nível do mar à pressão atmosférica de 760 mm Hg) pode ser de 100 mm Hg. Daqui resulta que, no estado de repouso, o PC está em excitação constante e, a partir do PC, os impulsos vão constantemente ao longo de vias aferentes (4) para a secção pressora (P) do centro vasomotor (VDC-6), que está localizado na medula oblonga (5). Após a excitação de P, há uma inibição recíproca da secção depressora do SDC (D) e, através de vias eferentes (7), os impulsos chegam aos cornos laterais da medula espinal dos segmentos torácico e lombar (8). Daqui começa a fibra pré-ganglionar (9) do nervo simpático (vasoconstritor) para o gânglio simpático (10), daqui começa a fibra pós-ganglionar (11) e termina na SMC vascular (12). As terminações da fibra pós-ganglionar libertam norepinefrina, que interage com as estruturas adrenérgicas alfa ou beta1 das SMC, provocando a sua contração, vasoconstrição, vasoconstrição, aumento da resistência e aumento da PA.

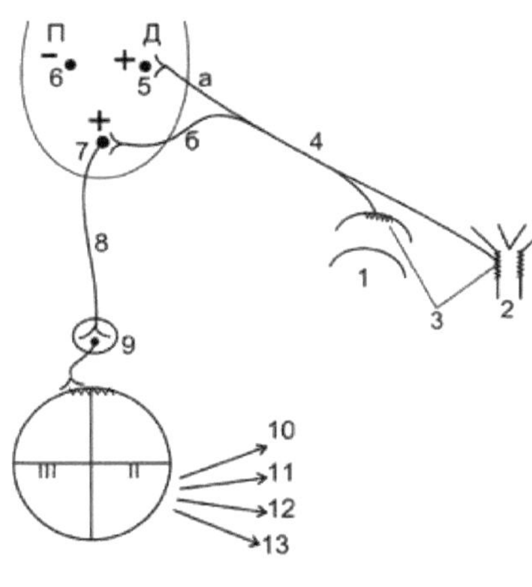

Fig.17

A figura 17 mostra o reflexo depressor, que é acompanhado por uma diminuição da PA. Os receptores desse reflexo estão localizados no arco aórtico (1) e na bifurcação da artéria carótida comum em externa e interna (2) e são chamados de barorreceptores (3 - BR). Um estímulo adequado para a PA é um aumento da PA. Quando a PA aumenta, ocorre a excitação da PA. Os impulsos dos BR através da via aferente (4a) atingem a secção depressora (D) do centro vasomotor (VDC). A excitação da D leva a uma inibição recíproca da secção pressora (P) do CDV, o tónus da P diminui, o que leva à dilatação vascular, à diminuição da resistência e à diminuição da PA. Além disso, os impulsos do BR através das vias aferentes (4b) atingem o núcleo do nervo vago e aumentam o seu tónus (excitação). Os impulsos ao longo das fibras pré-ganglionares do nervo vago (8) atingem o gânglio intramural (9) e ao longo das fibras pós-ganglionares (8a) atingem o nódulo sinoatrial (SA) e o miocárdio ventricular. A acetilcolina é libertada nas terminações das fibras pós-ganglionares, que interagem com as células P do nódulo SA (diminui a FC - bradicardia - efeito cronotrópico negativo - 10) e com as estruturas reactivas à M-colina do miocárdio ventricular (diminui a excitabilidade do miocárdio - efeito butmotrópico negativo - 11, diminuição da condução miocárdica - efeito dromotrópico negativo - 12, diminuição da força de contração do miocárdio - efeito inotrópico negativo - 13). Assim, durante o reflexo depressor, a redução da PA ocorre devido à diminuição da velocidade volumétrica (aumento do tónus do núcleo vago) e da resistência (excitação do CDFD causando inibição recíproca do CDFP).

FISIOLOGIA DO SANGUE

O sangue e as suas propriedades

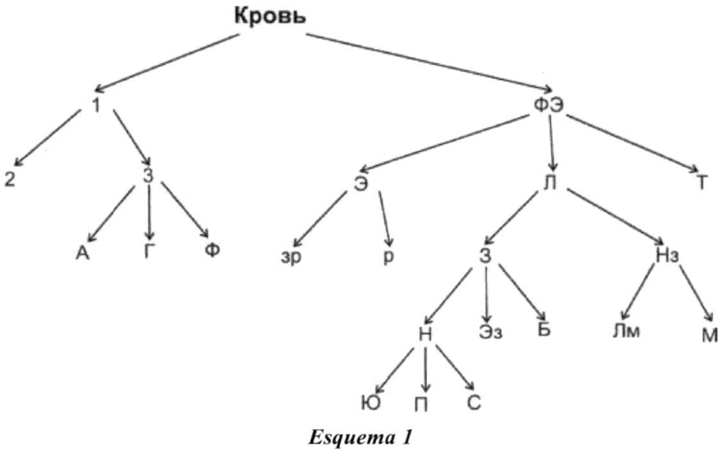

Esquema 1

O esquema 1 mostra os componentes do sangue: 1) plasma; 2) substâncias inorgânicas; 3) substâncias orgânicas (proteínas: A - albumina, G - globulina, F - fibrinogénio); 4) constituintes do sangue (EP): E - eritrócitos (r - maduros, p - eritrócitos jovens, reticulócitos); L - leucócitos: Z - granulares (N - neutrófilos: y - jovens, p - bacilares, s - segmentados; Ez - eosinófilos; B - basófilos); Nz - não granulares (Lm - linfócitos, M - monócitos); T - plaquetas.

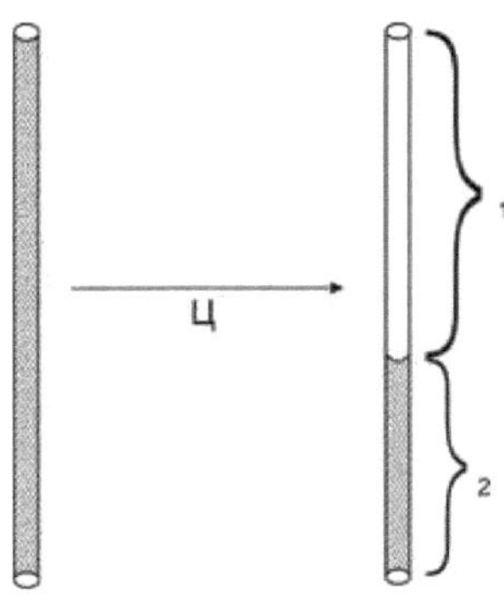

A figura 18 mostra como determinar o hematócrito, ou hematócrito (percentagem dos elementos formadores do sangue):

A-capilar com sangue antes da centrifugação; B-capilar com sangue após a centrifugação (o sangue divide-se em dois componentes: 1-Plasma (a maioria e o normal é 55%-60%), 2-Elementos formados (a parte mais pequena e o normal é 40%-45%).

Fig. 18

A figura 19 mostra um tubo de ensaio com uma solução de cloreto de sódio a 0,5% (solução hipotónica). Neste tubo de ensaio são colocados eritrócitos com diferentes resistências osmóticas (a resistência osmótica do eritrócito é a concentração máxima de solução hipotónica a partir da qual ocorre a destruição da casca do eritrócito) - o valor da sua resistência osmótica está marcado no interior dos eritrócitos. A figura mostra que a maior resistência à solução hipotónica tem o eritrócito com resistência 0,38% (a casca deste eritrócito é destruída em solução 0,38% e em 0,5% este eritrócito incha) e a menor resistência à solução hipotónica tem o eritrócito com resistência 0,6%, como a casca deste eritrócito é destruída na solução a 0,6%, e na solução a 0,5% penetra mais água neste

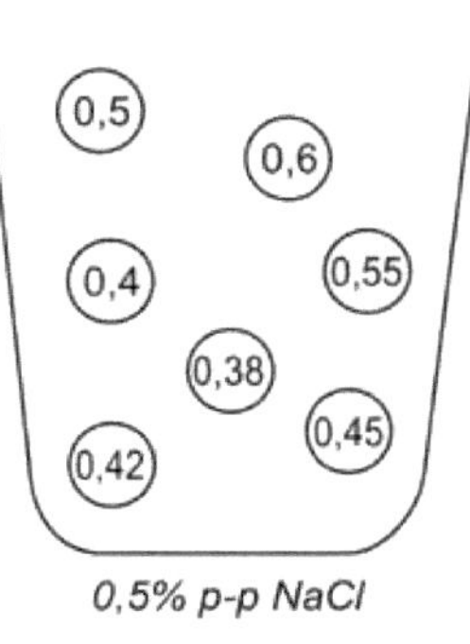

Fig.19

eritrócito do que na solução a 0,6% (quanto menor for a concentração da solução hipotónica, mais água da solução penetra no eritrócito), então a casca deste eritrócito é destruída nesta solução. Assim, todos os eritrócitos com uma resistência osmótica igual ou superior a 0,5% (0,6%; 0,55% e 0,5%) encontram-se nesta solução. Os eritrócitos cuja resistência osmótica é inferior a 0,5% (0,45%; 0,42%; 0,4% e 0,38%) incham. Uma vez que os eritrócitos têm resistências osmóticas diferentes mas a mesma pressão osmótica (em condições normais, a pressão osmótica de um eritrócito corresponde à pressão osmótica da solução de cloreto de sódio a 0,9%), todos os eritrócitos cuja resistência é inferior a 0,5% incham igualmente.

	норм	Ацидоз		Алкалоз	
		комп.	некомп.	комп.	некомп.
pH	m	m_1	m_2	m_3	m_4
БЕк	n	n_1	n_2	n_3	n_4
БЕщ	p	p_1	p_2	p_3	p_4

O equilíbrio ácido-base do sangue pode ser determinado através do balanço de hidrogénio (pH) e da capacidade tampão (BC). No sangue normal, o pH varia entre 7,36 e 7,42 unidades, ou seja, o sangue é normalmente ligeiramente alcalino. Verifica-se uma diminuição do pH quando o sangue é acidificado (acidose) e um aumento do pH quando o sangue é alcalinizado (alcalose). O BE do sangue é determinado pela quantidade de ácido (capacidade tampão para ácido - BEc) ou de alcalino (capacidade tampão para alcalino - BEh) que deve ser adicionada a 1 litro de solução tampão (sangue) para alterar o pH desta solução em 1 unidade. Por exemplo, foram adicionados 2 litros de álcali a 1 litro de sangue com pH=7,36, após o que o pH do sangue passou a ser 8,36 (pH aumentado em 1 unidade), pelo que a BEC deste sangue é de 2 litros. Se a 1l de sangue com pH=7,36 foram adicionados 3l de ácido, após o que o pH do sangue passou a ser 6,36 (pH diminuído em 1 unidade), logo o BEc deste sangue é 3l. De acordo com a alteração do pH ou do BE, distingue-se entre acidose e alcalose compensada (o pH do sangue não se altera, apenas o Beck e o BEC) e alcalose descompensada (neste caso, as alterações do BEC e do BEC são acompanhadas por alterações do pH). Nesta tabela é necessário mostrar como o pH, Beck e BECh do sangue normal difere do sangue com acidose e alcalose compensada e descompensada: m=m1=m3; m>m2; m<m4; m2<m4. n>n1>n2; n<n3<n4. p<p1<p2; p>p3>p4.

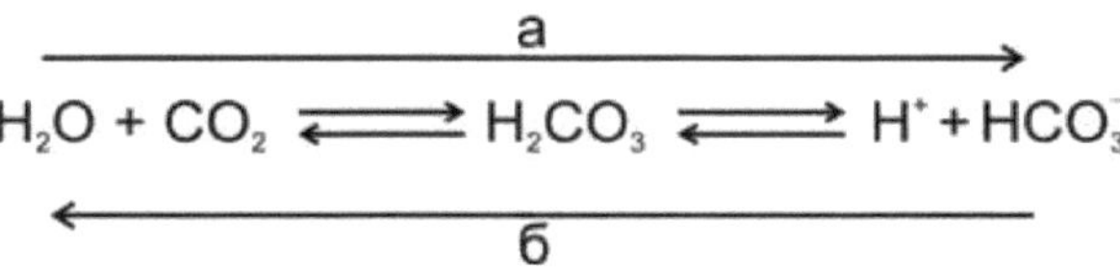

Este diagrama mostra o mecanismo de regulação do pH do sangue devido a alterações da função pulmonar: a) diminuição da função pulmonar (hipoventilação), neste caso o CO2 acumula-se no sangue, forma-se ácido carbónico, que se dissocia no catião hidrogénio e no anião HCO3, o que leva a um aumento dos iões de hidrogénio e à diminuição do pH do sangue. A hipoventilação prolongada pode levar à acidose; b) aumento da função pulmonar (hiperventilação), o que resulta numa intensa libertação de CO2 do sangue, o que leva a uma diminuição dos iões de hidrogénio no sangue e a um aumento do pH sanguíneo. A hiperventilação prolongada leva à alcalose.

A Fig.19 mostra o papel da pressão oncótica (P - parte da pressão osmótica devida às proteínas plasmáticas, o normal é 25-30 mmHg) na regulação da troca de água entre o sangue (1) e os tecidos (2). A magnitude da seta mostra a quantidade de água que penetra no tecido com P normal (a), quando P aumenta acima do normal (b) e quando P diminui abaixo do normal (c). Observa-se um aumento acentuado da pressão oncótica (b) quando a quantidade de proteínas plasmáticas aumenta. Neste caso, devido à hidrofilicidade das proteínas (como a água), a água é retida no leito vascular. Este facto conduz, por um lado, à secura da pele,

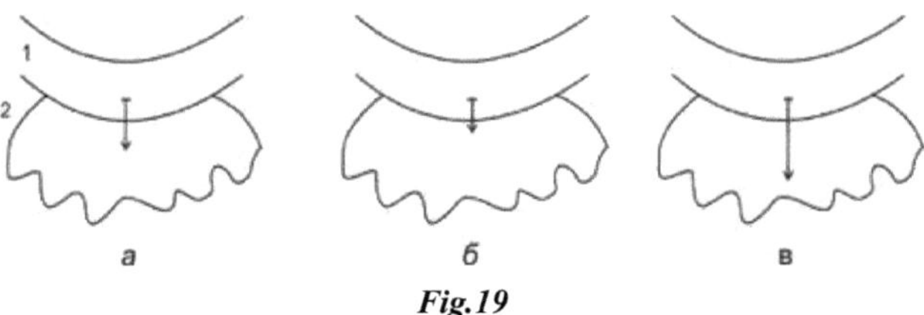

Fig.19

e, por outro lado, para aumentar o volume de sangue circulante à custa da parte líquida (plasma), o que leva a uma diminuição do hematócrito e a um aumento da PA (devido a um aumento da velocidade do volume). Observa-se uma diminuição acentuada da pressão oncótica (c) com uma diminuição da quantidade de proteínas plasmáticas. Neste caso, a água não é retida no leito vascular e penetra livremente no tecido. Isto leva, por um lado, a um edema dos tecidos (inanição ou edema sem proteínas) e, por outro lado, a uma diminuição do volume de sangue circulante à custa da parte líquida (plasma), o que leva a um aumento do hematócrito e a uma diminuição da PA (devido a uma diminuição da velocidade do volume).

Elementos da Forma de Sangue.
Hemoglobina, seus tipos e compostos

O diagrama 2 mostra as partes constituintes dos elementos de formação do sangue (FE): E - eritrócitos (h - maduros, p - eritrócitos jovens, reticulócitos); T - plaquetas; L - leucócitos: H - granulares (N - neutrófilos: y - jovens, p - bacilares, s - segmentados; Ez - eosinófilos; B - basófilos); Nz - não granulares (Lm - linfócitos, M - monócitos).

A Fig. 20 mostra a alteração da percentagem de neutrófilos e linfócitos (N/L) durante a ontogenia (em função da idade - B). De toda a leucemia (percentagem de

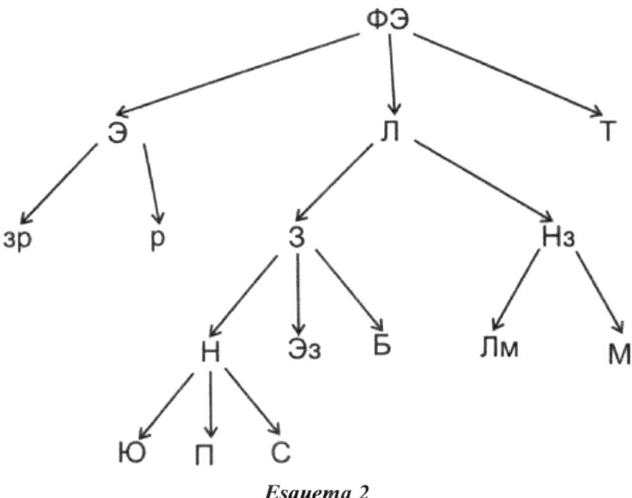

Esquema 2

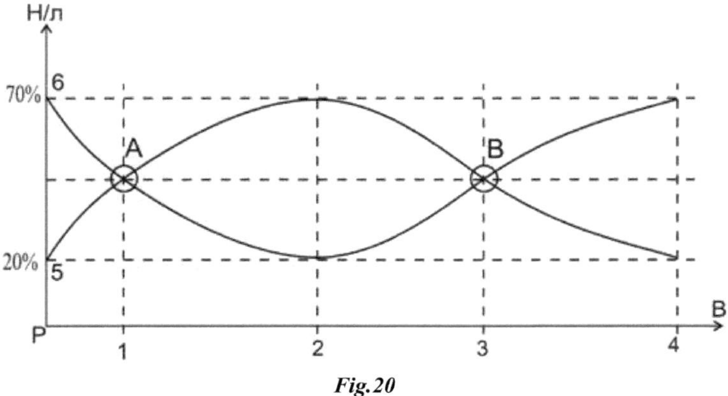

Fig.20

A percentagem de neutrófilos e linfócitos só se altera na ontogénese: à nascença (P), a percentagem de neutrófilos (70%) e de linfócitos (20%) corresponde aos valores do adulto. Além disso, o teor de neutrófilos diminui e o teor de linfócitos aumenta. No dia 5-6 após o nascimento (1), o número de neutrófilos e linfócitos torna-se igual (primeiro cruzamento - A). Após o sexto dia após o nascimento, o número de neutrófilos continua a diminuir e o número de linfócitos continua a aumentar e, aos 5-6 meses após o nascimento (2), o número de neutrófilos torna-se mínimo e o número de linfócitos torna-se máximo. Depois, o número de linfócitos diminui e o número de neutrófilos aumenta e, por volta dos 5-6 anos de idade (3), há um segundo cruzamento (B), quando o número de neutrófilos corresponde ao número de linfócitos. Após o segundo cruzamento, a contagem de neutrófilos continua a aumentar e a contagem de linfócitos continua a diminuir e, por volta dos 14-16 anos de idade (4), atinge os níveis de adulto (à nascença).

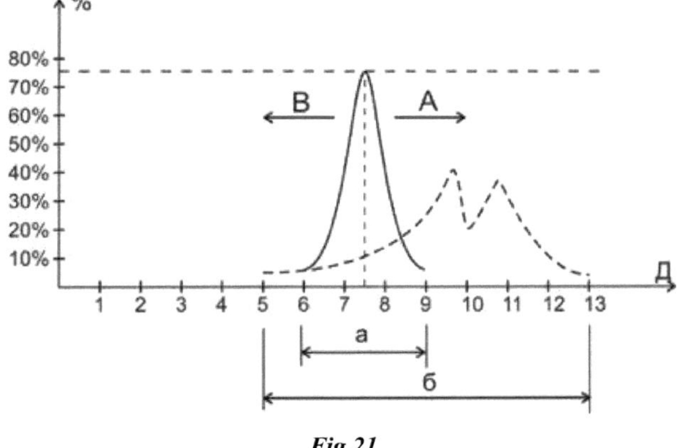

Fig.21

A figura 21 mostra a curva de anisocitose com a percentagem (%) de diferentes diâmetros de eritrócitos (D). Cada eritrócito vive cerca de 3 meses, pelo que no sangue periférico existem eritrócitos de diferentes idades que diferem no seu diâmetro. O diâmetro dos eritrócitos na norma varia (difere) dentro de 2,5-3 μ (diferença entre o diâmetro máximo e mínimo dos eritrócitos), a maior percentagem de eritrócitos (75%) com um diâmetro de 7,2-7,5 μ - esta é a curva normal de anisocitose (a). Em caso de anemia (diminuição do número de glóbulos vermelhos e de hemoglobina), a curva de anisocitose pode deslocar-se para a esquerda (B) ou para a direita (A). A figura mostra um desvio para a direita da curva de anisocitose (b), que se observa na anemia por deficiência de vitamina B12. A curva mostra que, quando a curva de anisocitose é deslocada para a direita, há um aumento dramático na variação dos diâmetros dos eritrócitos dentro de 7-8 μ - esta forte variação nos diâmetros dos eritrócitos é chamada poiquilocitose. Quando a curva de anisocitose é deslocada para a direita, a percentagem de eritrócitos com um diâmetro maior aumenta, pelo que a saturação de um eritrócito com hemoglobina aumenta e há um aumento do índice de cor (o grau de saturação do eritrócito com hemoglobina) superior a um (anemia hipercrómica).

Coagulação do sangue. Grupos sanguíneos. Fator Rhesus

A figura 22 mostra as condições em que ocorre a reação de aglutinação (colagem de glóbulos vermelhos). São necessárias duas condições para a reação de aglutinação 1) o encontro de aglutinogénios e aglutininas com o mesmo nome (aglutinogénio A com aglutinina alfa; aglutinogénio B com aglutinina beta); 2) uma concentração limite de aglutininas, uma vez que estas, ao contrário dos aglutinogénios, são capazes de se diluir no plasma do recetor. A concentração limiar de aglutininas, a partir da qual ocorre a reação de aglutinação, corresponde à observada numa diluição de 1:13. Assim, se as aglutininas forem diluídas mais de 13 vezes (1:14, 1:15, 1:16, etc.) no sangue do recetor, são

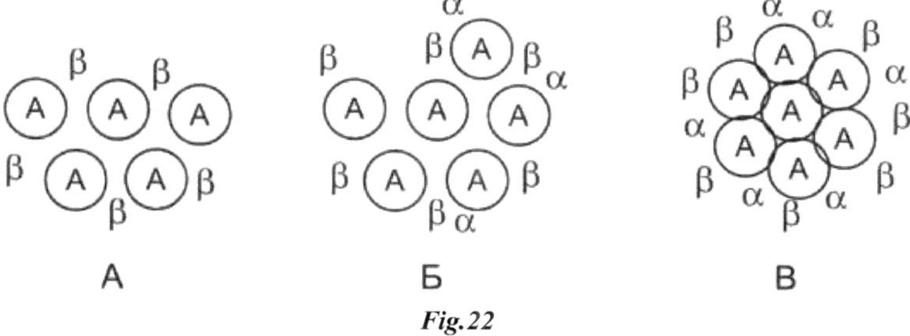

não são capazes de colar eritrócitos com o mesmo aglutinogénio, se as aglutininas forem diluídas no sangue do recetor 13 vezes ou menos (1:13, 1:12, 1:11, etc.) são capazes de colar eritrócitos com o mesmo aglutinogénio. A figura A mostra o segundo grupo sanguíneo (aglutinogénio A e aglutinina beta). Aqui, as condições acima não são cumpridas, pelo que não há reação de aglutinação. Na Figura B, um doente do grupo dois foi suplementado com plasma do grupo três, que contém aglutinina alfa. Neste caso, a primeira condição é cumprida, mas a segunda não é cumprida - não foi adicionado plasma suficiente, pelo que as alfa-aglutininas estão altamente diluídas (diluição de 1:14 ou mais), não havendo, neste caso, reação de aglutinação dos eritrócitos. A figura B mostra que ao doente do segundo grupo foi adicionada uma grande quantidade de plasma do terceiro grupo, pelo que a concentração de aglutininas corresponde a uma diluição igual ou inferior a 1:13, ou seja, neste caso, ambas as condições são satisfeitas, pelo que se verifica uma reação de aglutinação (todos os eritrócitos que contêm aglutinogénio A aderiram uns aos outros devido à elevada concentração de alfa-aglutininas).

A Fig. 23 mostra o método de determinação do grupo sanguíneo utilizando coliclona anti-A (que permite determinar a presença ou ausência de aglutinogénio A nos eritrócitos do sangue testado), coliclona anti-B (que permite determinar a presença ou ausência de aglutinogénio B nos eritrócitos do sangue testado) e coliclona anti-B (que permite determinar a presença ou ausência de aglutinogénio B nos eritrócitos do sangue testado).

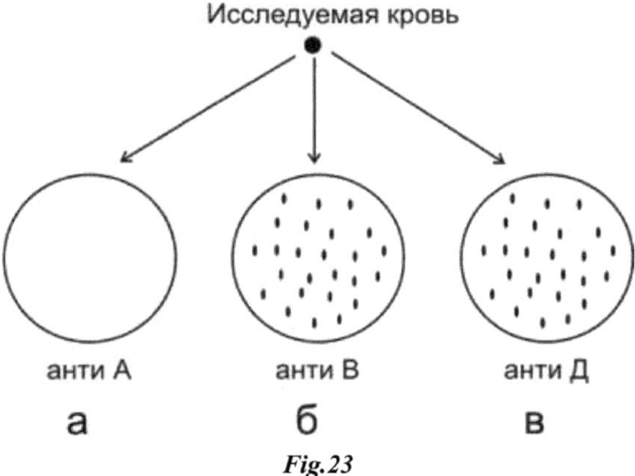

Fig.23

A ciliclona anti-D permite determinar a presença (sangue Rh positivo) ou a ausência (sangue Rh negativo) de aglutinogénio D (aglutinogénio Rh) nos eritrócitos do sangue testado. Nesta figura, depois de adicionar o sangue em estudo aos poços com ciliclone anti A (a), anti B (b) e D (c), ocorreu a reação de aglutinação dos eritrócitos do sangue em estudo com ciliclone anti B e anti D. Os resultados mostram que os eritrócitos do sangue em estudo contêm aglutinogénio B (grupo sanguíneo III) e aglutinogénio D (sangue rhesus positivo). Assim, o sangue testado é do grupo sanguíneo III (os eritrócitos contêm aglutinogénio B e o plasma contém aglutinina alfa) e Rhesus positivo (os eritrócitos contêm aglutinogénio D de Rhesus para além do aglutinogénio B). [+]A fórmula do sangue testado é III (Bα) Rh .

A Fig. 24 mostra o método de determinação do grupo sanguíneo utilizando coliclona anti-A (que permite determinar a presença ou ausência de aglutinogénio A nos eritrócitos do sangue em estudo), coliclona anti-B (que permite determinar a presença ou ausência de aglutinogénio B nos eritrócitos do sangue em estudo) e coliclona anti-B (que permite determinar a presença ou ausência de aglutinogénio B nos eritrócitos do sangue em estudo).

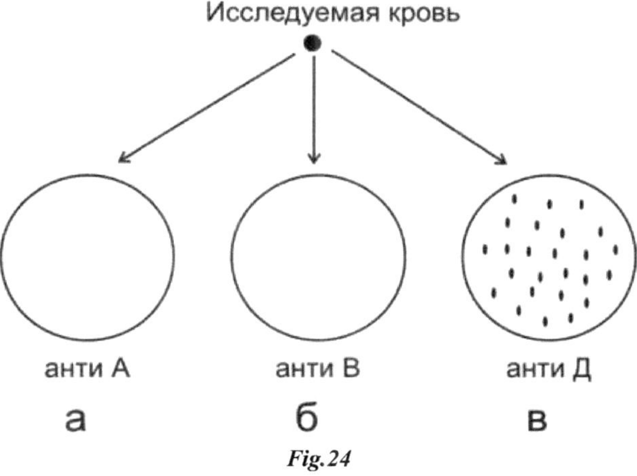

Fig.24

O ciclone anti-D permite determinar a presença (sangue rhesus positivo) ou a ausência (sangue rhesus negativo) de aglutinogénio D (aglutinogénio rhesus) nos eritrócitos do sangue testado. Nesta figura, depois de adicionar o sangue testado aos poços com anti-A (a), anti-B (b) e anti-D (c), ocorreu a reação de aglutinação dos eritrócitos do sangue testado com o aglutinogénio anti-D.

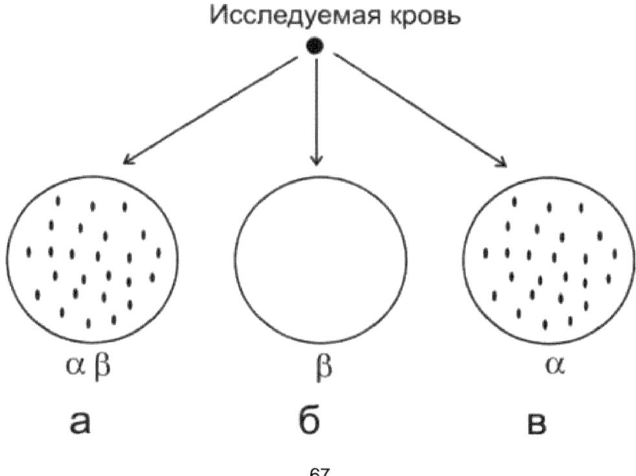

Os resultados mostram que os eritrócitos do sangue testado não contêm aglutinogénio A e B, mas têm aglutinogénio D (sangue Rhesus positivo). Assim, o sangue testado é do grupo I (os eritrócitos não contêm aglutinogénios e o plasma contém aglutininas alfa e beta) e Rh positivo (os eritrócitos contêm apenas o aglutinogénio Rh D). A fórmula do sangue testado é I (0αβ) Rh$^+$.

A figura 25 mostra o método de determinação do grupo sanguíneo utilizando soros padrão (o soro é o plasma sem fibrinogénio) do grupo I com alfa e beta aglutininas (a), do grupo II com beta aglutininas e do grupo III com alfa aglutininas. Nesta figura, após a adição do sangue de ensaio aos poços com aglutininas alfa e beta (a), beta (b) e alfa (c), ocorreu a reação de aglutinação dos eritrócitos do sangue de ensaio no soro com aglutininas alfa e beta (a) e no soro com aglutininas alfa (c). Os resultados indicam que a reação de aglutinação ocorreu nos soros com aglutinina alfa (a e c), pelo que nos eritrócitos do sangue em estudo havia aglutinogénio A, que corresponde ao grupo II. Assim, o sangue testado é do grupo II (nos eritrócitos existe aglutinogénio A e no plasma existe aglutinina beta). A fórmula do sangue testado é II (Aβ).

A figura 26 mostra o método de determinação do grupo sanguíneo utilizando soros padrão (o soro é o plasma sem fibrinogénio) do grupo I com alfa e beta aglutininas (a), do grupo II com beta aglutininas e do grupo III com alfa aglutininas. Nesta figura, depois de adicionar o sangue de ensaio aos poços com alfa e beta aglutininas (a), beta (b) e alfa (c), a reação de aglutinação dos eritrócitos do sangue de ensaio ocorreu apenas no soro com beta aglutinina (b). Os resultados são duvidosos, ou seja, neste

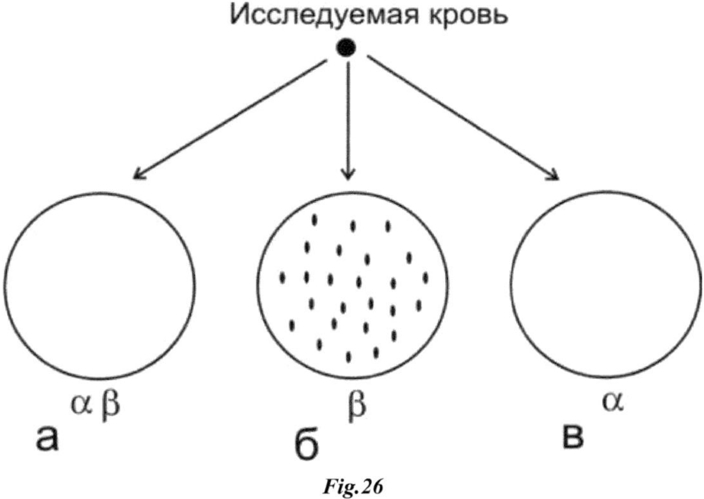

Neste caso, o tipo de sangue não pode ser determinado. Se tiver ocorrido uma reação de aglutinação no soro do grupo II (existem beta-aglutininas), então esta reação

também deve ocorrer no soro do grupo I (também existem beta-aglutininas). O soro do grupo I (a) serve de controlo: se a reação de aglutinação ocorreu no soro do grupo II (b) ou no soro do grupo III (c), tem necessariamente de ocorrer no soro do grupo I, onde existem alfa e beta aglutininas. Assim, o grupo sanguíneo não pode ser determinado a partir deste resultado. É necessário repetir o resultado.

Observa-se na Fig.27 que quando o sangue do grupo I (a - dador) é adicionado a um recetor com sangue do grupo II (b), pode ocorrer uma reação de aglutinação dos eritrócitos do recetor (1), ou pode não ocorrer qualquer reação de aglutinação (2). Isto depende da quantidade de sangue do grupo I que é adicionada ao recetor com sangue do grupo II. Quando se adiciona sangue do grupo I a um recetor com sangue do grupo II, o perigo são as aglutininas alfa no sangue do dador, que podem promover a aglutinação dos eritrócitos do recetor com aglutinogénio A (encontro de aglutinogénios e aglutininas com o mesmo nome: aglutinogénio A encontra aglutinina alfa). Neste caso, a reação de aglutinação depende de uma concentração suficiente de aglutininas, uma vez que estas, ao contrário dos aglutinogénios, podem ser diluídas no plasma do recetor. A concentração limite de aglutininas a partir da qual ocorre a reação de aglutinação corresponde à observada numa diluição de 1:13. No primeiro caso (b1), foi adicionada uma grande quantidade de sangue do grupo I e a concentração de aglutininas alfa no plasma do recetor corresponde a uma diluição igual ou inferior a 1:13 (1:12; 1:11, etc.). No segundo caso (b2), foi adicionada uma pequena quantidade de sangue e a concentração de alfa-aglutininas do sangue do dador no plasma do recetor corresponde a uma diluição igual ou superior a 1:14 (1:15, 1:16, etc.), pelo que não se verifica aqui qualquer reação de aglutinação, embora esteja preenchida a condição do encontro de aglutinogénios e aglutininas com o mesmo nome (o encontro do aglutinogénio A do recetor com a alfa-aglutinina do dador, que se encontra diluída no plasma do recetor).

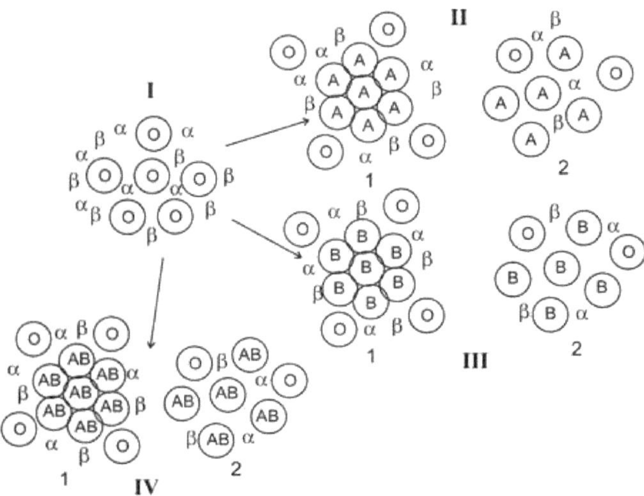

Fig.27

69

Quando sangue do grupo I (a - dador) é adicionado a um recetor com sangue do grupo III (c), pode ou não ocorrer uma reação de aglutinação dos glóbulos vermelhos do recetor (1). Isto depende da quantidade de sangue do grupo I que é adicionada ao recetor. Quando se adiciona sangue do grupo I a um recetor com sangue do grupo III, o perigo são as aglutininas beta no sangue do dador, que podem promover a aglutinação dos eritrócitos do recetor, que possuem aglutinogénio B (encontro de aglutinogénios e aglutininas com o mesmo nome: aglutinogénio B encontra aglutinina beta). Neste caso, a reação de aglutinação depende de uma concentração suficiente de aglutininas, uma vez que estas, ao contrário dos aglutinogénios, podem ser diluídas no plasma do recetor. A concentração limite de aglutininas a partir da qual ocorre a reação de aglutinação corresponde à observada numa diluição de 1:13. No primeiro caso (c1), foi adicionada uma grande quantidade de sangue do grupo I e a concentração de aglutininas alfa no plasma do recetor corresponde a uma diluição igual ou inferior a 1:13 (1:12; 1:11, etc.). No segundo caso (c2), foi adicionada uma pequena quantidade de sangue e a concentração de aglutininas alfa do sangue do dador no plasma do recetor corresponde a uma diluição igual ou superior a 1:14 (1:15, 1:16, etc.), pelo que não se verifica aqui qualquer reação de aglutinação, embora esteja preenchida a condição do encontro de aglutinogénios e aglutininas com o mesmo nome (o encontro do aglutinogénio B do recetor com a aglutinina beta do dador, que se encontra diluída no plasma do recetor).

Quando sangue do grupo I (a - dador) é adicionado a um recetor com sangue do grupo IV (d), pode ou não ocorrer uma reação de aglutinação dos glóbulos vermelhos do recetor (1). Isto depende da quantidade de sangue do grupo I que é adicionada ao recetor. Quando se adiciona sangue do grupo I a um recetor com sangue do grupo III, o perigo são as aglutininas beta no sangue do dador, que podem promover a aglutinação dos eritrócitos do recetor, que possuem aglutinogénio AB (encontro de aglutinogénios e aglutininas com o mesmo nome: aglutinogénio AB encontra aglutininas alfa e beta). Neste caso, a reação de aglutinação depende de uma concentração suficiente de aglutininas, uma vez que estas, ao contrário dos aglutinogénios, podem ser diluídas no plasma do recetor. A concentração limite de aglutininas a partir da qual ocorre a reação de aglutinação corresponde à observada numa diluição de 1:13. No primeiro caso (d1), foi adicionada uma grande quantidade de sangue do grupo 1 e a concentração de aglutininas alfa e beta no plasma do recetor corresponde a uma diluição igual ou inferior a 1:13 (1:12; 1:11, etc.). No segundo caso (d2), foi adicionada uma pequena quantidade de sangue e a concentração de alfa e beta aglutininas do sangue do dador no plasma do recetor corresponde a uma diluição igual ou superior a 1:14 (1:15, 1:16, etc.), pelo que não há reação de aglutininas neste caso.), pelo que não se verifica aqui qualquer reação de aglutinação, embora esteja preenchida a condição de encontro de aglutinogénios e aglutininas com o mesmo nome (encontro do aglutinogénio AB do recetor com as aglutininas alfa e beta do dador, que se encontram diluídas no plasma do recetor).

A Fig. 28 mostra que, ao adicionar o grupo sanguíneo II (a - dador) em eritrócitos com aglutinogénio A e em aglutinina beta plasmática ao recetor com o grupo I (b), há uma reação de aglutinação apenas dos eritrócitos do dador (b2) e nenhuma reação de aglutinação dos eritrócitos do recetor (b1). Os eritrócitos do dador contêm aglutinogénio A, que não se encontra diluído no sangue do recetor, e o recetor tem uma concentração suficientemente elevada de aglutinina alfa, pelo que, neste caso, se verifica uma reação de aglutinação dos eritrócitos do dador. Os eritrócitos do recetor não contêm aglutinogénio, pelo que não há aglutinação.

Quando se adiciona sangue do grupo II (a - dador), cujos eritrócitos contêm aglutinogénio A e aglutinina beta no plasma, a um recetor do grupo III (c), verifica-se uma reação de aglutinação apenas dos eritrócitos do dador (c2) e nenhuma reação de aglutinação dos eritrócitos do recetor (c1). Os eritrócitos do dador contêm aglutinogénio A, que não está diluído no sangue do recetor, e o recetor tem uma concentração suficientemente elevada de aglutinina alfa, pelo que, neste caso, há uma reação de aglutinação dos eritrócitos do dador. Os eritrócitos do recetor contêm aglutinogénio B e o sangue do dador tem aglutinina beta, mas não há reação de aglutinação, pelo que foi adicionada uma pequena quantidade de sangue do dador ao recetor e a concentração das aglutininas do dador corresponde a uma diluição de 1:14 ou mais (1:15, 1:16, etc.), pelo que não há aglutinação.

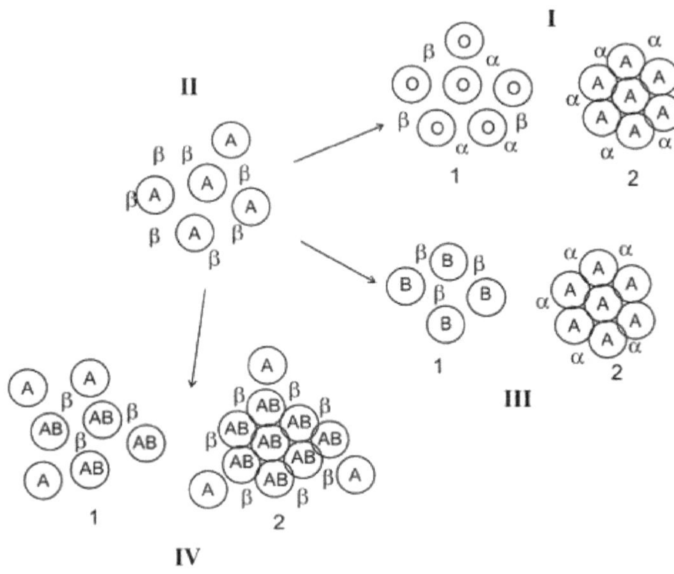

Fig.28

Quando se adiciona sangue do grupo II (a - dador) com aglutinogénio A nos eritrócitos e aglutinina beta no plasma a um recetor do grupo IV (d), pode ocorrer uma reação de aglutinação dos eritrócitos do recetor (2), ou pode não ocorrer qualquer reação de aglutinação (1).

Isto depende da quantidade de sangue do grupo II que é adicionada ao recetor. Ao adicionar sangue do grupo II a um recetor com sangue intravenoso, o perigo é a aglutinina beta no sangue do dador, que pode promover a aglutinação dos eritrócitos do recetor com aglutinogénio B (encontro de aglutinogénios e aglutininas com o mesmo nome: aglutinogénio B encontra aglutinina beta). Neste caso, a reação de aglutinação depende de uma concentração limiar de aglutinina beta, que, ao contrário dos aglutinogénios, pode ser diluída no plasma do recetor. A concentração limiar de aglutininas a partir da qual ocorre a reação de aglutinação corresponde à observada numa diluição de 1:13. No segundo caso (d2), é adicionada uma grande quantidade de sangue do grupo 2 e a concentração de aglutinina beta no plasma do recetor corresponde a uma diluição igual ou inferior a 1:13 (1:12; 1:11, etc.). No primeiro caso (d1), foi adicionada uma pequena quantidade de sangue e a concentração de aglutininas beta do sangue do dador no plasma do recetor corresponde a uma diluição igual ou superior a 1:14 (1:15, 1:16, etc.), pelo que não se verifica aqui qualquer reação de aglutinação, embora esteja preenchida a condição do encontro de aglutinogénios e aglutininas com o mesmo nome (o encontro do aglutinogénio B do recetor com a aglutinina beta do dador, que se encontra diluída no plasma do recetor).

A Fig. 29 mostra que, quando se adiciona sangue do grupo III (a - dador) em eritrócitos cujo aglutinogénio B é a aglutinina B e em plasma a aglutinina alfa ao recetor do grupo I (b), há reação de aglutinação apenas dos eritrócitos do dador (b2) e não há reação de aglutinação dos eritrócitos do recetor (b1). Os eritrócitos do dador contêm aglutinogénio B, que não está diluído no sangue do recetor, e o recetor tem uma concentração suficientemente elevada de aglutinina beta, pelo que, neste caso, há uma reação de aglutinação dos eritrócitos do dador. Os eritrócitos do recetor não contêm aglutinogénio, pelo que não há aglutinação.

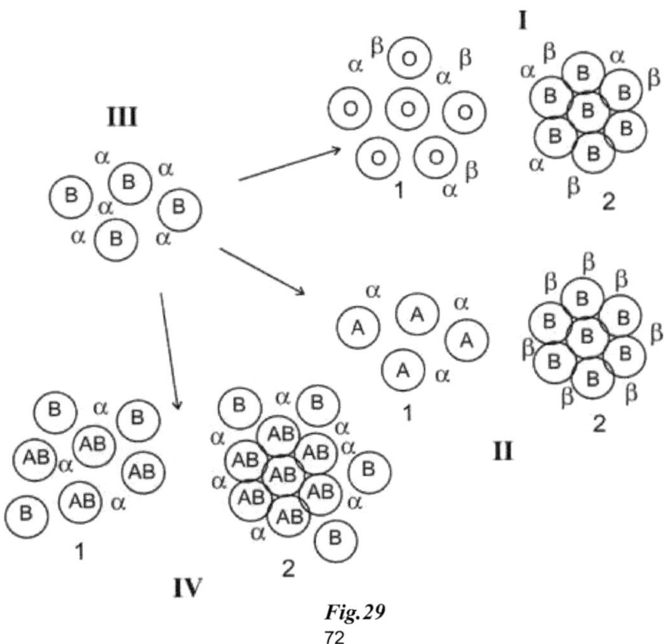

Fig.29

Quando se adiciona sangue do grupo III (a - dador), cujos eritrócitos contêm aglutinogénio B e aglutinina alfa no plasma, ao recetor do grupo II (c), verifica-se uma reação de aglutinação apenas dos eritrócitos do dador (c2) e nenhuma reação de aglutinação dos eritrócitos do recetor (c1). Os eritrócitos do dador contêm aglutinogénio B, que não está diluído no sangue do recetor, e o recetor tem uma concentração suficientemente elevada de aglutinina beta, pelo que, neste caso, há uma reação de aglutinação dos eritrócitos do dador. Os eritrócitos do recetor contêm aglutinogénio A e o sangue do dador tem aglutinina alfa, mas não há reação de aglutinação, pelo que foi adicionada uma pequena quantidade de sangue do dador ao recetor e a concentração de aglutininas do dador corresponde à diluição 1:14 ou mais (1:15, 1:16, etc.), pelo que não há aglutinação.

Quando sangue do grupo III (a - dador) é adicionado a um recetor com sangue do grupo IV (d), os eritrócitos do recetor podem aglutinar-se (2) ou pode não haver reação de aglutinação (1).

Isto depende da quantidade de sangue do grupo III que é adicionada ao recetor. Ao adicionar sangue do grupo III a um recetor com sangue do grupo IV, o perigo é a aglutinina alfa no sangue do dador, que pode promover a aglutinação dos eritrócitos do recetor com aglutinogénios A (encontro de aglutinogénios e aglutininas com o mesmo nome: aglutinogénio A encontra aglutinina alfa). Neste caso, a reação de aglutinação depende de uma concentração suficiente de aglutinina alfa, que, ao contrário dos aglutinogénios, pode ser diluída no plasma do recetor. A concentração limite de aglutininas a partir da qual ocorre a reação de aglutinação corresponde à observada numa diluição de 1:13. No segundo caso (d2), é adicionada uma grande quantidade de sangue do grupo 3 e a concentração de aglutininas alfa no plasma do recetor corresponde a uma diluição igual ou inferior a 1:13 (1:12; 1:11, etc.). No primeiro caso (d1) foi adicionada uma pequena quantidade de sangue e a concentração de alfa-aglutininas do sangue do dador no plasma do recetor corresponde a uma diluição igual ou superior a 1:14 (1:15, 1:16, etc.), pelo que não se verifica aqui qualquer reação de aglutinação, embora esteja preenchida a condição de encontro de aglutinogénios e aglutininas com o mesmo nome (o aglutinogénio A do recetor encontra-se com a alfa-aglutinina do dador, que está diluída no plasma do recetor).

A Fig. 30 mostra que, quando o sangue do grupo IV (dador a) com aglutinogénio AB nos eritrócitos e sem aglutininas no plasma é adicionado a um recetor do grupo I (b), apenas os eritrócitos do dador aglutinam (b2) e não há reação de aglutinação dos eritrócitos do recetor (b1). Os eritrócitos do dador contêm aglutinogénios AB, que não se encontram diluídos no sangue do recetor, e o recetor possui uma concentração suficientemente elevada de alfa e beta aglutininas, pelo que, neste caso, se verifica uma reação de aglutinação dos eritrócitos do dador. Os eritrócitos do recetor não contêm aglutinogénio, pelo que não há aglutinação.

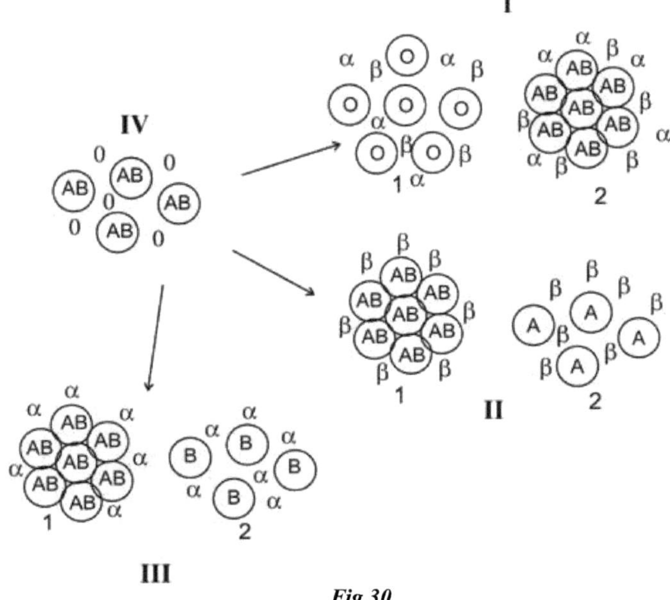

Quando se adiciona sangue do grupo IV (a - dador), em cujos eritrócitos existem aglutinogénios AB e não aglutininas no plasma, a um recetor do grupo II (c), verifica-se uma reação de aglutinação apenas dos eritrócitos do dador (c1) e nenhuma reação de aglutinação dos eritrócitos do recetor (c2). Os eritrócitos do dador contêm aglutinogénios AB, que não estão diluídos no sangue do recetor, e o recetor tem uma concentração suficientemente elevada de beta-aglutininas, pelo que, neste caso, há uma reação de aglutinação dos eritrócitos do dador. Os eritrócitos do recetor contêm aglutinogénio A e não existem aglutininas no sangue do dador, pelo que não há aglutinação dos eritrócitos do recetor.

Quando se adiciona sangue do grupo IV (a - dador) aos eritrócitos com aglutinogénio AB, e no plasma não existem aglutininas no recetor do grupo III (d), pode ocorrer uma reação de aglutinação dos eritrócitos do dador (g1) e nenhuma reação de aglutinação dos eritrócitos do recetor (g2). Os eritrócitos do dador contêm aglutinogénios AB, que não estão diluídos no sangue do recetor, e o recetor tem uma concentração suficientemente elevada de alfa-aglutininas, pelo que, neste caso, se verifica uma reação de aglutinação dos eritrócitos do dador. Os eritrócitos do recetor contêm aglutinogénio B e não existem aglutininas no sangue do dador, pelo que não há aglutinação dos eritrócitos do recetor.

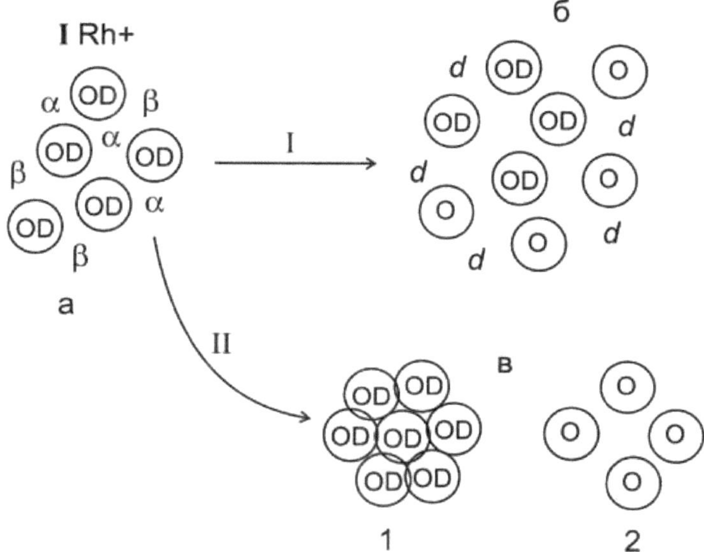

Quando a transfusão de sangue Rh positivo do grupo I (a - dador), cujos eritrócitos contêm aglutinogénio D, para um recetor de sangue do grupo I mas Rh negativo (b - os seus eritrócitos não têm aglutinogénio D) ocorre da seguinte forma: na transfusão primária (I), o recetor forma aglutininas D rhesus que não são destruídas e na transfusão secundária (II) há aglutinação dos eritrócitos do dador (1) que contêm aglutinogénio D sob a influência das aglutininas D e não há aglutinação dos eritrócitos do recetor, uma vez que não há aglutinogénio nos seus eritrócitos.

FISIOLOGIA RESPIRATÓRIA

Respiração externa. Indicadores de ventilação pulmonar.
Pressão intrapleural

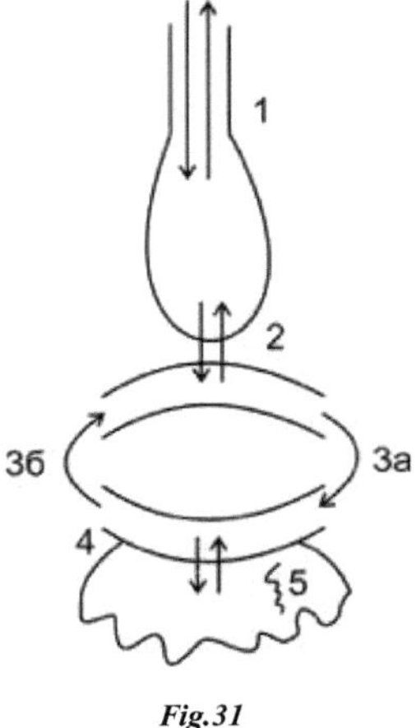

Fig.31

Fig.31 Estão assinalados cinco processos que ocorrem durante a respiração: 1) troca de ar alveolar (A) com o ar atmosférico este processo é designado por ventilação pulmonar e realiza-se devido ao ato de inalação (entrada de ar da atmosfera para os pulmões) e de exalação (saída de ar dos pulmões para a atmosfera); 2) troca de gases nos pulmões, em que o O_2 dos alvéolos entra no sangue e do sangue para os alvéolos entra o CO_2; 3) transporte de gases pelo sangue: O O_2 é transportado dos alvéolos para os tecidos (3a), e o CO_2 é transportado dos tecidos para os alvéolos (3b); 4) trocas gasosas nos tecidos, em que o O_2 do sangue entra nos tecidos, e o CO_2 do tecido entra no sangue; 5) respiração celular - devido à oxidação de proteínas, gorduras e hidratos de carbono.

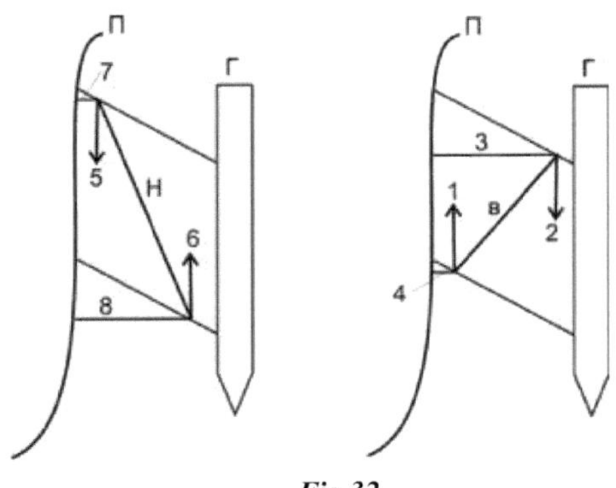

Fig.32

A figura 32 mostra o mecanismo do ato de inspiração (A) e de expiração profunda (B) na respiração torácica. A inalação é um processo ativo em que o ar é aspirado da atmosfera para os pulmões. Processo ativo, porque envolve músculos: no tipo de respiração torácica, ou tipo costal, no ato de inalação envolve o músculo intercostal externo (H), no tipo abdominal, ou diafragmático - envolve o diafragma, no tipo misto - o músculo intercostal externo e o diafragma. A figura A mostra o mecanismo da inspiração com a participação do músculo intercostal externo (H). Quando este músculo se contrai, actuam duas forças sobre as costelas: uma força contribui para baixar as costelas (5) e a outra para as elevar (6). Estas forças são iguais, mas o ombro da força que baixa a costela (7) é mais pequeno do que o ombro da força que eleva a costela (8), pelo que, quando o músculo intercostal externo se contrai, as costelas sobem, o volume do tórax aumenta, a pressão intrapleural diminui, os pulmões são esticados, a pressão intraalveolar diminui e o ar da atmosfera entra nos pulmões - há uma respiração. A expiração calma é um processo passivo, uma vez que não estão envolvidos músculos. A expiração profunda é ativa, porque os músculos estão envolvidos. A figura B mostra o mecanismo da expiração profunda com o envolvimento dos músculos intercostais internos (c). Quando este músculo é contraído, duas forças actuam sobre as costelas: uma força favorece a descida das costelas (2) e a outra a subida das costelas (1). Estas forças são iguais, mas o ombro da força que baixa a costela (3) é maior do que o ombro da força que eleva a costela (4), pelo que, quando o músculo intercostal interno se contrai, as costelas são baixadas ao máximo, o volume da caixa torácica é reduzido ao máximo, a pressão intrapleural aumenta, os pulmões são comprimidos ao máximo, a pressão intraalveolar aumenta ao máximo e a quantidade máxima de ar sai dos pulmões para a atmosfera - ocorre uma expiração profunda.

A Figura 33 mostra o mecanismo de inalação no tipo de respiração abdominal ou diafragmática. Quando o diafragma se contrai, a cúpula do diafragma diminui (b) e o volume do tórax aumenta no plano vertical, a pressão intrapleural diminui, a distensão pulmonar

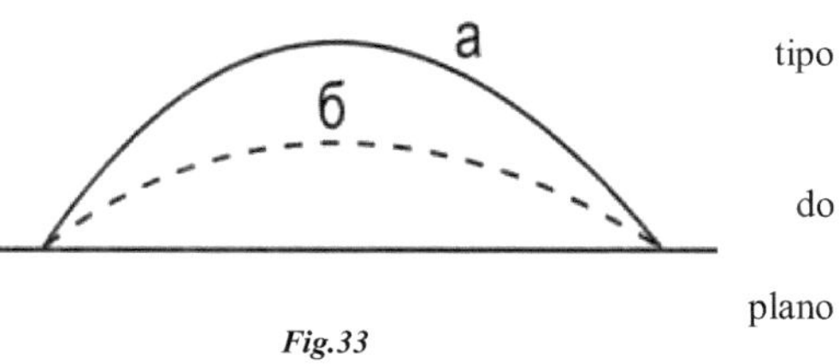

Fig.33

aumenta, a pressão intra-alveolar diminui e o ar da atmosfera entra nos pulmões - ocorre a inalação.

A Fig. 34 mostra um espirograma (registo da respiração) em repouso (a, c - o espirograma é registado a uma velocidade de 50 mm/min; b, d - o espirograma é registado a uma velocidade de 600 mm/min), em hiperventilação (respiração máxima profunda e frequente - c) e em expiração forçada (após uma inspiração profunda, uma pessoa exala todo o ar o mais rapidamente possível, o registo é feito a uma velocidade de 600 mm/min - d). Neste espirograma é possível

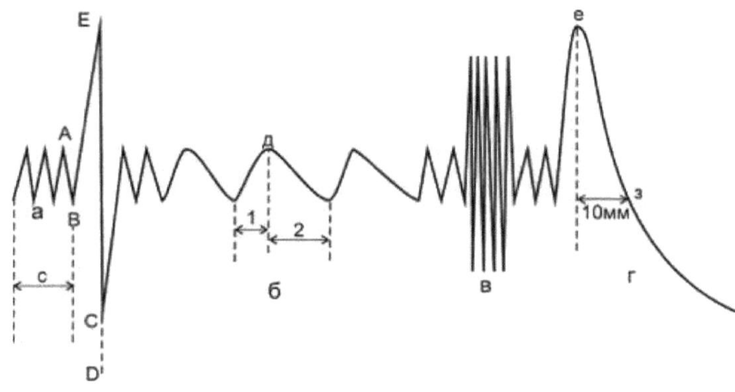

Fig.34

determinar os seguintes índices de ventilação pulmonar: I. Volumes pulmonares - 1) volume respiratório (VR), a quantidade de ar que entra nos pulmões durante uma inspiração calma, no espirograma corresponde a AB (1mm de altura corresponde a 40ml de ar), na norma o VR varia entre 500-800ml; 2) volume inspiratório de reserva (VRd), a quantidade de ar que pode ser inspirada ao máximo após uma inspiração calma, no espirograma corresponde a AE, na norma 1,5 - 2l; 3) volume de exalação de reserva, a quantidade de ar que pode ser exalada ao máximo após uma exalação calma (ROvd), no espirograma corresponde a BC, na norma 1,5 - 2l; 4) volume residual (VR), a quantidade de ar que permanece nos pulmões após a exalação profunda máxima. Este volume não participa na ventilação, pelo que não se reflecte no espirograma (marcado com uma linha a tracejado - CD). Assim, apenas três dos quatro volumes pulmonares podem ser determinados no espirograma. II. Capacidades pulmonares - 1) capacidade pulmonar vital (CVV), composta por três volumes (DO, ROvd, ROvd), no espirograma corresponde à CE; 2) capacidade inspiratória (EFd), composta por dois volumes pulmonares (DO, ROvd), no espirograma corresponde à EF; 3) capacidade pulmonar residual funcional (FoEL), inclui dois volumes pulmonares (ROvd, RO), não é determinada no espirograma, uma vez que inclui OL; 4) capacidade pulmonar total (TLC), inclui os quatro volumes pulmonares (DO, ROvd, ROvd, OL), não é determinada no espirograma, uma vez que esta capacidade inclui OL. III. Frequência respiratória (FR) - o número de ciclos respiratórios (inspiração e expiração) em 1 minuto, na norma 18-20. Para determinar a FC no espirograma é necessário medir a distância (P) a que o registo é feito em respiração calma. Conhecendo a velocidade de registo do espirograma (50 mm/min) e o número de ciclos respiratórios a uma distância P, é possível determinar a FC. IV. O volume respiratório minuto (VRM) é determinado pelo produto da FC pela DO (VRM=VRMxDO). V. A ventilação alveolar (AV) é determinada pelo produto da FC pelo DO menos o espaço morto (EM). O espaço morto é o volume de ar que não participa nas trocas gasosas e está localizado nas vias respiratórias. O volume normal de MF é de 150 ml. A AB é determinada pela seguinte fórmula: AB= HODx(DO-MP). A MOD reflecte a capacidade pulmonar e a AV indica a eficiência da função pulmonar. A AV é a porção da MOD que está envolvida nas trocas gasosas: quanto maior for a porção da MOD envolvida nas trocas gasosas, mais eficiente é a função pulmonar. VI. A ventilação máxima (VM) é a maior quantidade de ar que pode passar pelos pulmões quando se respira tão profunda e frequentemente quanto possível (hiperventilação). Para determinar a VM, registar um espirograma durante 15 segundos com uma respiração máxima profunda e frequente (c). Determinamos a FC (multiplicando o número de ciclos respiratórios na secção c por 4, uma vez que o espirograma em VM foi registado durante 15 segundos) e o DO em VM e, em seguida, pela fórmula: VM=CHDxDO (em hiperventilação). VII. Tempo de inspiração e expiração - determinamos a respiração tranquila no espirograma registado a uma velocidade de 600 mm/min (b): baixamos a perpendicular a partir do topo e determinamos a distância 1 (tempo de inspiração) em mm e a distância 2 (tempo de expiração). Conhecendo a velocidade de registo do espirograma, convertemos estas distâncias (mm) em segundos. VIII. O volume expiratório forçado (VEF) é o volume de ar expirado pelo indivíduo durante 1 segundo após a inspiração mais profunda possível. O VEF é determinado com base num espirograma registado a uma velocidade de 600 mm/min (d). Para este efeito, baixamos a perpendicular do vértice e ao ponto g (mm). O ponto g deve estar a uma distância de 10 mm (1 s) do espirograma (h). Multiplicando o segmento e-zh por 40, obtém-se o valor do VWF em ml. IX. Coeficiente de ventilação pulmonar (CLV) - indica a parte do ar alveolar que é transformada em ar atmosférico durante uma inalação silenciosa. Normalmente, o CLV=1/7-1/8, ou seja, durante uma inalação silenciosa, apenas a sétima (oitava) parte do ar alveolar passa para o ar atmosférico. O CLV é calculado pela fórmula: CLV= (DO-MP)/FOEL. Neste caso, DO e Rovyd são determinados pelo espirograma, e os valores de MF e PO são tomados como norma, respetivamente, 150 ml e 1,5 litros.

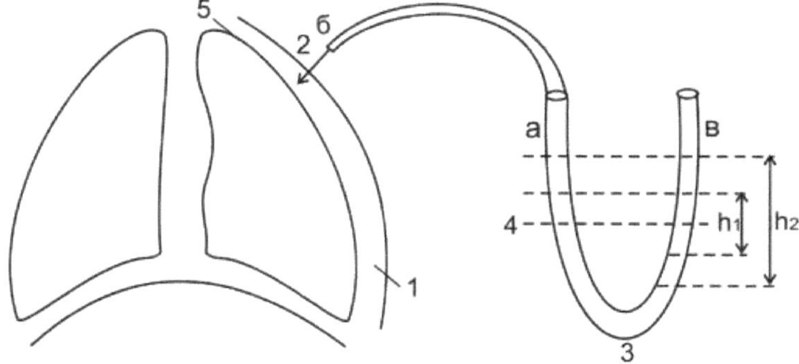

Fig.35

A Fig. 35 mostra um método para determinar a pressão na cavidade pleural (1) - um espaço em forma de fenda entre as camadas visceral (5) e parietal (2) da pleura. Para este efeito, utiliza-se um manómetro em U (3), que é enchido até um certo nível com água - um dos joelhos do manómetro (a) está ligado a um tubo de borracha, cuja extremidade está ligada a uma agulha oca (b). O outro cotovelo (c) comunica com a atmosfera. Antes da inserção da agulha oca na cavidade pleural (1), a água em ambos os cotovelos está ao mesmo nível (nível zero correspondente ao valor da pressão atmosférica - 4). Após a introdução da agulha oca na cavidade pleural, o nível da água no manómetro do joelho a (ligado à cavidade pleural) aumenta, indicando que a pressão na cavidade pleural é inferior à atmosférica (negativa). Esta pressão varia com o ato da inspiração (-9 mmHg - h2) e da expiração (-5 mmHg - h2). Assim, a pressão na cavidade pleural diminui durante a inspiração e aumenta durante a expiração. Em ambos os casos, a pressão na cavidade pleural é negativa, ou seja, inferior à pressão atmosférica. A diminuição da pressão na cavidade pleural durante a inalação (-9 mmHg) em comparação com o ato de exalação (-5 mmHg) deve-se a alterações na força elástica dos pulmões: durante a inalação (alongamento dos pulmões), a força elástica dos pulmões aumenta e a pressão na cavidade pleural diminui para -9 mmHg, e durante a exalação (compressão dos pulmões), a força elástica dos pulmões diminui e a pressão na cavidade pleural aumenta para -5 mmHg.

Gases no sangue. Trocas gasosas nos pulmões e nos tecidos.
Curva de dissociação da oxihemoglobina

	O_2		CO_2	
	кол-во/л (мл/л)	P (мм.рт.ст)	кол-во/л (мл/л)	P (мм.рт.ст)
Арт	200	100	520	40
Вен	120	40	580	48

Esta tabela mostra a variação de O2 e CO2 no sangue arterial (Art) e venoso (Ven). A quantidade de O2 e CO2 é medida em ml por 1 litro de sangue. Como se pode ver na tabela, a quantidade de CO2 é significativamente maior do que a quantidade de O2 no sangue arterial e venoso. No entanto, a quantidade de CO2 torna-se maior no sangue venoso do que no sangue arterial e a quantidade de O2 diminui. A tensão de O2 (P é a pressão do O2 dissolvido no sangue) no sangue arterial é maior do que a de O2. No sangue venoso, a RO2 diminui em relação ao sangue arterial e a PCO2 aumenta.

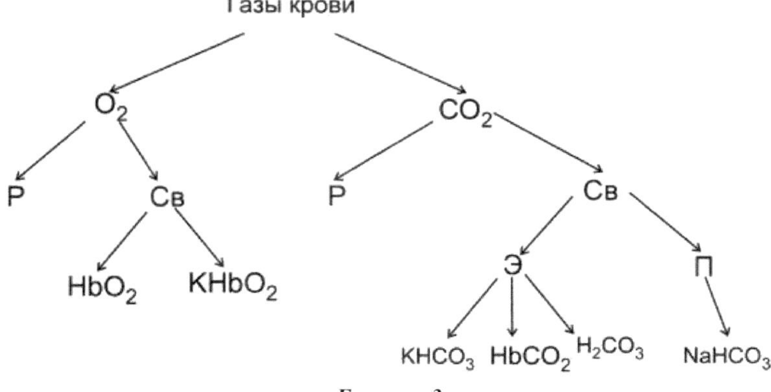

Esquema 3

O diagrama 3 mostra a forma do CO2 e do O2 no sangue. Ambos os gases no sangue encontram-se nos estados dissolvido e ligado. O O2 encontra-se dissolvido (P) no plasma (0,3% do total) e ligado (Cv) aos glóbulos vermelhos (99,7%) sob a forma de oxihemoglobina (HvO2) e do sal de potássio da oxihemoglobina (KNvO2). O CO2 também se encontra no estado dissolvido (2,5%) no plasma e no estado ligado no plasma (P) e nos eritrócitos (E). No plasma, o CO2 encontra-se sob a forma de bicarbonato de sódio (NaHCO3 - cerca de 45%). Nos eritrócitos, o CO2 encontra-se sob a forma de bicarbonato de potássio (KHCO3 - cerca de 45%), carbohemoglobina (HvCO2 - 5-8%) e ácido carbónico (H2CO3 - 2,5%).

A figura 36 mostra as camadas da membrana alvéolo-capilar (MCA) através das quais se efectuam as trocas gasosas nos pulmões: o O2 (1) dos alvéolos entra no sangue e o CO2 (2) do sangue sai para os alvéolos. A MCA é constituída pelas seguintes camadas: membrana alveolar (3); fluido intersticial (2 - entre a membrana alveolar e a parede capilar do pequeno círculo circulatório - K); endotélio capilar (4); plasma sanguíneo (6) e invólucro eritrocitário (7).É de salientar que as duas camadas da MCA (líquido intersticial e plasma) são líquidas, pelo que a capacidade de penetração dos gases através da MCA é influenciada pela sua solubilidade no meio líquido: quanto maior for a solubilidade do gás no líquido, maior será a quantidade que atravessa a MCA. Ao nível capilar do pequeno círculo da circulação sanguínea, ocorrem os seguintes processos: 1) O O2 dos alvéolos entra no eritrócito através do MCA

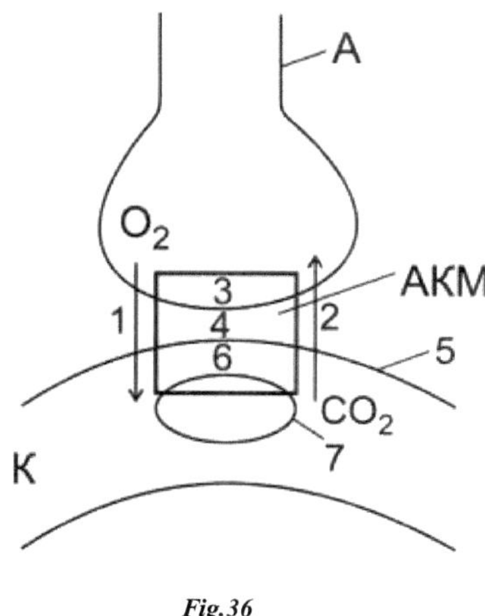

Fig.36

devido à diferença de pressão parcial de O2 no ar alveolar (100 mm Hg) e à tensão parcial de O2 no sangue venoso (40 mm Hg); 2) No eritrócito, o O2 é transportado através do MCA para o eritrócito devido à diferença de pressão parcial de O2 no ar alveolar (100 mm Hg) e à tensão parcial de O2 no sangue venoso (40 mm Hg).); 2) nos eritrócitos, devido ao aumento da tensão de O2, a sua afinidade para Hv aumenta, o que leva à decomposição da carbohemoglobina com a formação de oxihemoglobina (HHvCO2 + O2 = HvO2 + CO2 + H) e à libertação de CO2 para o alvéolo devido à diferença de tensão de dióxido de carbono no sangue venoso (48 mm Hg. Hg.) e do ar alveolar (40 mm Hg.); 3) O HvO2 formado desloca o anião HCO3 do bicarbonato de potássio (HvO2 + KHCO3 = KHvO2 + HCO3); 4) O anião HCO3 formado combina-se com H para formar ácido carbónico (H + HCO3 = H2CO3), que, sob a influência da enzima carboanidrase, se decompõe em água e dióxido de carbono, que é libertado do sangue para o alvéolo (H2CO3 + carboanidrase = H2O + CO2). Assim, o bicarbonato de potássio liberta CO2 através de reacções intermédias: primeiro, o KNCO3 liberta dióxido de carbono sob a forma de anião HCO3, depois este anião combina-se com iões hidrogénio para formar ácido carbónico, que é decomposto em ácido carbónico sob a influência da carboanidrase; 4) na formação de aniões HCO3, os iões de cloro saem do eritrócito para o plasma, onde se combinam com o bicarbonato de sódio, deslocando os aniões HCO3 (NaHCO3 + Cl = NaCl + HCO3), que vêm do plasma para o eritrócito, onde se combinam com iões de hidrogénio e formam ácido carbónico, que, sob a influência da carboanidrase, se decompõe em água e dióxido de carbono, que é libertado para o alvéolo. Assim, nos capilares do pequeno círculo da circulação ocorrem dois processos principais I - formação de compostos de oxigénio (oxihemoglobina - HvO2 e sal de potássio da oxihemoglobina - KNvO2); II - decomposição de compostos de dióxido de carbono com a sua subsequente libertação para o alvéolo (no plasma há decomposição de bicarbonato de sódio - NaHCO3, nos eritrócitos - decomposição de carbohemoglobina - HnvCO2 e bicarbonato de potássio - KNSO3).

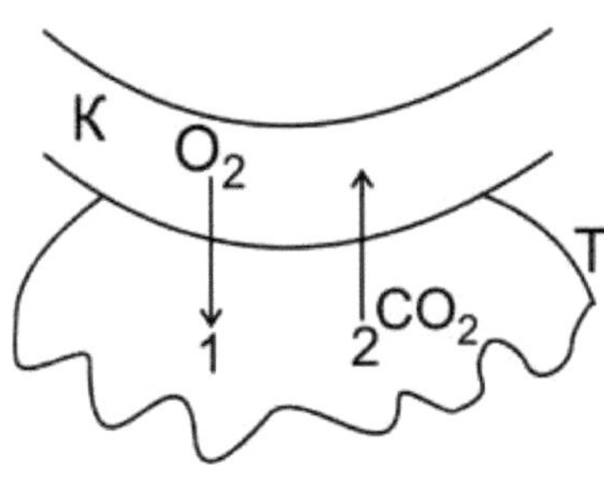

Fig.378

A Figura 37 mostra o processo de trocas gasosas nos tecidos (T), que se efectua nos capilares do grande círculo de circulação sanguínea (K): O O2 do sangue entra nos tecidos(1) devido à diferença de tensão de oxigénio entre o sangue (100 mmHg) e o fluido dos tecidos (40 mmHg), e o CO2 sai dos tecidos para o sangue (2) devido à diferença de tensão de CO2 entre o sangue (40 mmHg) e o fluido dos tecidos (48 mmHg). Nos capilares do grande círculo de circulação ocorrem os seguintes processos: 1) O CO2 penetra do tecido no sangue: primeiro no plasma, depois no eritrócito, onde, sob a influência da enzima carboanidrase, se combina com a água, formando ácido carbónico (CO2 + H2O + carboanidrase = H2CO3). Como resultado da dissociação, formam-se catiões de hidrogénio e aniões de HCO3; 2) os iões de hidrogénio formados reduzem a afinidade da hemoglobina pelo oxigénio, o que leva à decomposição do sal de potássio da oxihemoglobina (KNvO2 + H = K + HHv + O2); 3) o oxigénio libertado penetra nos tecidos, o catião potássio combina-se com o anião HCO3, formando o bicarbonato de potássio (K + HCO3 = KHCO3); 4) a hemoglobina reduzida (HHv) combina-se com o dióxido de carbono, que não se combina com a água, formando a carbohemoglobina (HHv + CO2 = HHvCO2). A formação de bicarbonato de potássio é limitada pela presença de catiões de potássio (o K é inferior aos aniões do HCO3), resultando num excesso de aniões HCO3 que passam para o plasma. Para manter as concentrações aniónicas entre o plasma e o eritrócito ao mesmo nível, os aniões cloro passam do plasma para o eritrócito em vez dos aniões HCO3. O ião sódio libertado combina-se com o HCO3 para formar bicarbonato de sódio (NaCl   - Na + Cl, o cloro resultante penetra no eritrócito para substituir o anião HCO3 que entra no eritrócito; Na + HCO3 = NaHCO3). Assim, nos capilares do grande círculo de circulação, ocorrem dois processos principais: I - formação de compostos de dióxido de carbono: no plasma, bicarbonato de sódio (NaHCO3) e, nos eritrócitos, ácido carbónico (H2CO3), bicarbonato de potássio (KNCO3) e carbohemoglobina (HHvCO2); II - degradação do sal de potássio da oxihemoglobina (KNvO2).

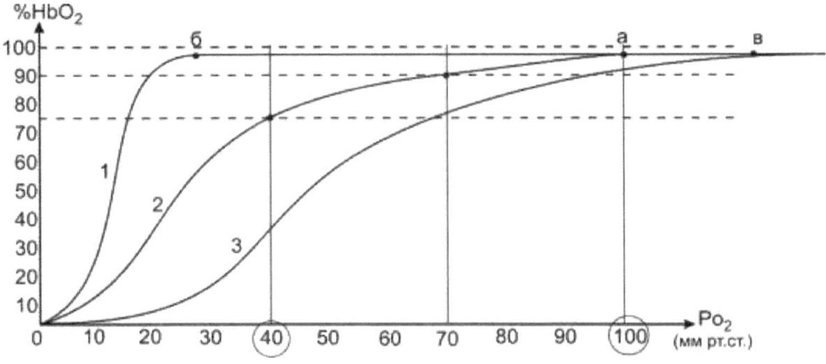

Fig.38

A Figura 38 apresenta a curva de dissociação da oxihemoglobina, que mostra a relação entre a percentagem de oxihemoglobina (%HvO2) e a pressão parcial de oxigénio (PPO2). 40 mmHg é a pressão parcial de oxigénio no sangue venoso e 100 mmHg é a pressão parcial de oxigénio no sangue arterial. - é a pressão parcial de oxigénio no sangue venoso e 100 mmHg é a pressão parcial de oxigénio no sangue arterial. O diagrama mostra três curvas de dissociação da oxihemoglobina: a curva normal (2), que é observada em condições normais (ao nível do mar, pressão atmosférica de 760 mmHg.O esquema mostra que, em condições normais, no sangue venoso (RO2=40 mm Hg) se observa cerca de 75% de oxihemoglobina e no sangue arterial (RO2=100 mm Hg) a saturação máxima de hemoglobina.É de notar que a oxihemoglobina a 100% (todo o oxigénio do sangue está ligado ao Hg) não estará presente, uma vez que parte do oxigénio que penetra no sangue está dissolvido (0,3%). Quando a curva de dissociação é deslocada para a esquerda (1), a afinidade da Hv com o oxigénio aumenta e o ponto de saturação máxima da Hv com o oxigénio (b) é marcado em RO2=55 mmHg. Quando a curva de dissociação é deslocada para a direita (3), a afinidade do Hv com o oxigénio diminui e o ponto de deslocamento máximo (c) é assinalado quando a RO2 aumenta mais de 100 mmHg, o que pode ser conseguido por inalação de oxigénio puro. Assim, quando a curva de dissociação da oxihemoglobina se desloca para a direita (3), a afinidade do Hv pelo oxigénio diminui e o HvO2 decai, os tecidos recebem mais oxigénio (HvO2 → Hv+O2). Quando a curva de dissociação da oxihemoglobina é deslocada para a esquerda (1), a afinidade do Hv pelo oxigénio aumenta e forma-se mais HvO2, os tecidos recebem menos oxigénio (Hv+O2 → HvO2). O índice pelo qual se determina a afinidade da hemoglobina pelo oxigénio chama-se índice P50 - é a pressão parcial de oxigénio à qual se forma 50% de HvO2: quanto mais elevada for a P50, menor é a afinidade da Hv pelo oxigénio e menos HvO2 se forma, pelo que os tecidos recebem mais oxigénio. Cinco factores afectam a afinidade do Hv pelo oxigénio:1) ROS2 - quanto maior for a ROS2, maior será a afinidade da Hv pelo oxigénio (maior será a % de oxihemoglobina formada); 2) PCO2 (tensão de dióxido de carbono no sangue) - quanto maior for a PCO2, menor será a afinidade da Hv pelo oxigénio (menor será a % de HvO2 formada); 3) pH sanguíneo (índice de hidrogénio no sangue) - quanto maior for o pH (fenómeno de alcalose), maior será a afinidade da Hv pelo oxigénio (maior será a % de HvO2 formada). Com a diminuição do pH sanguíneo (fenómeno de acidose), a afinidade do Hv pelo oxigénio diminui e o HvO2 decai, formando-se menos % de HvO2; 4) temperatura corporal - quanto mais elevada for a temperatura, menor será a afinidade do Hv pelo oxigénio (menor será a % de HvO2 formada); 5) 2,3 difosfoglicerato (2,3DPG - um produto do metabolismo da membrana dos eritrócitos, que ocorre quando o ROS2 sanguíneo diminui, esta substância diminui a afinidade do Hv para o O2 e a oxihemoglobina decompõe-se) - quanto mais 2,3DPG, menor a afinidade do Hv para o oxigénio (menos % de HvO2 é formada).

Regulação respiratória

A Fig. 39 mostra a ligação do motoneurónio alfa do diafragma, localizado nos cornos anteriores da medula espinal (2) dos 3-5 segmentos cervicais (1), com o diafragma (4-5) através do nervo eferente (3). Os impulsos que percorrem o nervo eferente contribuem para a contração do diafragma, cuja cúpula se achata (5)

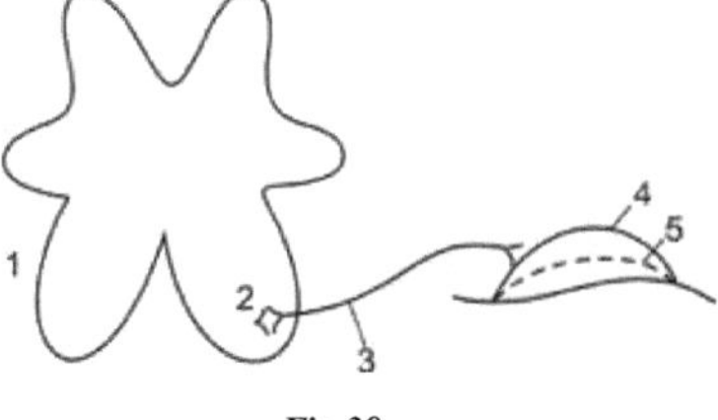

Fig.39

e o ato de inspiração ocorre na respiração abdominal (diafragmática). Quando o diafragma relaxa, a sua cúpula alarga-se (4) e ocorre o ato de expiração.

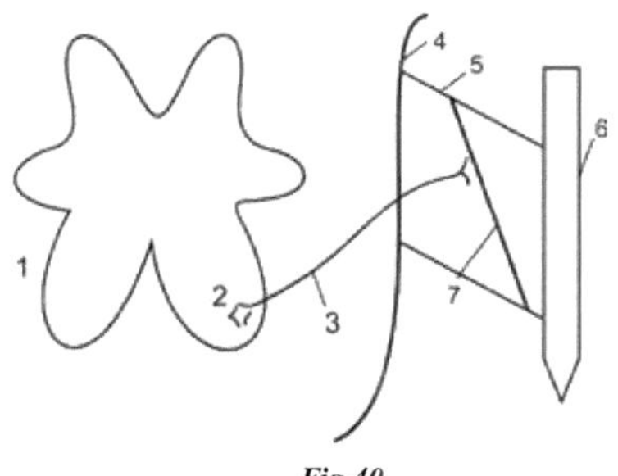

Fig.40

A figura 40 mostra a ligação do motoneurónio alfa do músculo intercostal externo, localizado nos cornos anteriores da medula espinal (2) dos segmentos torácicos (1), com o músculo intercostal externo (7) através do nervo eferente (3). Os impulsos que viajam ao longo do nervo eferente promovem a contração do músculo intercostal externo, em resultado da qual as costelas se elevam e o ato de inalação ocorre na respiração torácica. Quando o músculo intercostal externo relaxa, as costelas descem e ocorre o ato de expiração silenciosa.

A figura 41 mostra a ligação do motoneurónio alfa do músculo intercostal interno, localizado nos cornos anteriores da medula espinal (2) dos segmentos torácicos (1), com o músculo intercostal interno (7) através do nervo eferente (3). Os impulsos que viajam ao longo do nervo eferente contribuem para a contração do músculo intercostal interno, em resultado da qual as costelas são

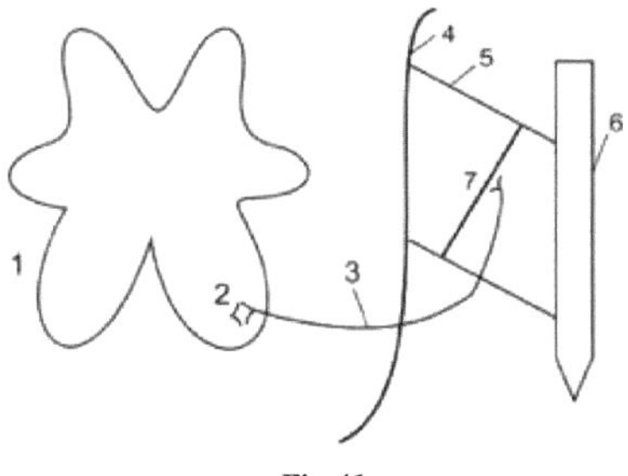

Fig.41

baixadas ao máximo e ocorre o ato de expiração profunda na respiração torácica.

A figura 42 mostra a ligação do motoneurónio alfa dos músculos abdominais (músculos oblíquo e reto do abdómen), localizado nos cornos anteriores da medula espinal (2) dos 1-2 segmentos lombares (1), com os músculos abdominais (4) através do nervo eferente (3). Os impulsos que se deslocam ao longo do nervo eferente contribuem para a contração dos músculos abdominais, o que provoca o aumento da pressão intra-abdominal e

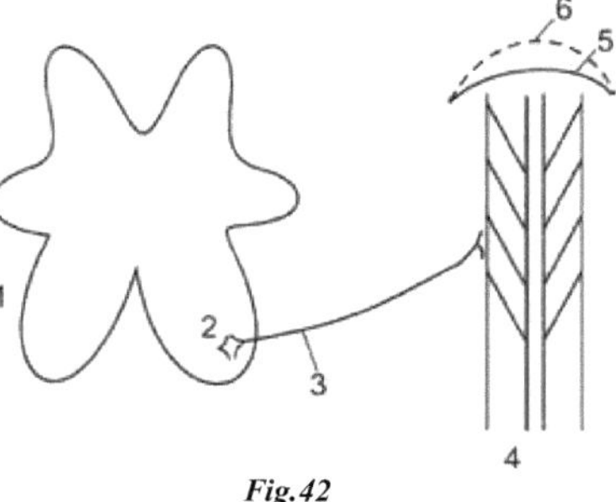

Fig.42

a maximização da cúpula do diafragma (5) (6), e o ato de expiração profunda na respiração abdominal.

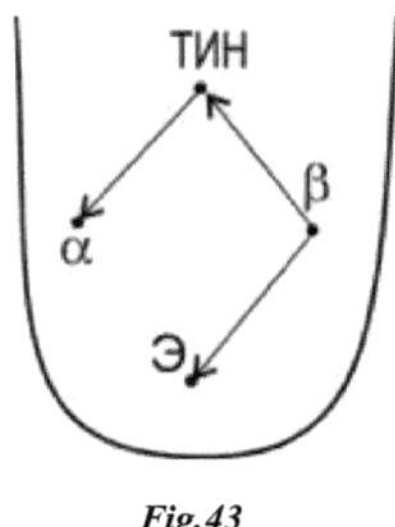

Fig.43

A figura 43 mostra a localização e a composição do centro respiratório (CR) na medula oblonga: TIN - neurónio inspiratório inibitório, na sua excitação há inibição do neurónio alfa e realiza-se uma expiração silenciosa; neurónio alfa, na sua excitação, os impulsos através de vias eferentes vão para os cornos anteriores de 3-5 segmentos cervicais (aqui estão os motoneurónios do diafragma) no tipo de respiração abdominal, ou segmentos torácicos (aqui estão os motoneurónios dos músculos intercostais externos) no tipo de respiração torácica e realiza-se a inalação (diafragmática ou abdominal); o neurónio beta, na sua excitação fraca os impulsos vão para o TIN, provocando a sua excitação, há inibição do neurónio alfa e uma expiração calma. Na excitação forte do neurónio beta, os impulsos dirigem-se simultaneamente para o TIN e para o neurónio expiratório (E), provocando a sua excitação; na excitação do neurónio expiratório, os impulsos dirigem-se, através das vias eferentes, para os cornos anteriores de 1-2 segmentos lombares (aqui estão os motoneurónios dos músculos abdominais) na respiração abdominal, ou para os cornos anteriores dos segmentos torácicos (aqui estão os motoneurónios dos músculos intercostais internos) na respiração torácica e realiza-se a expiração profunda.

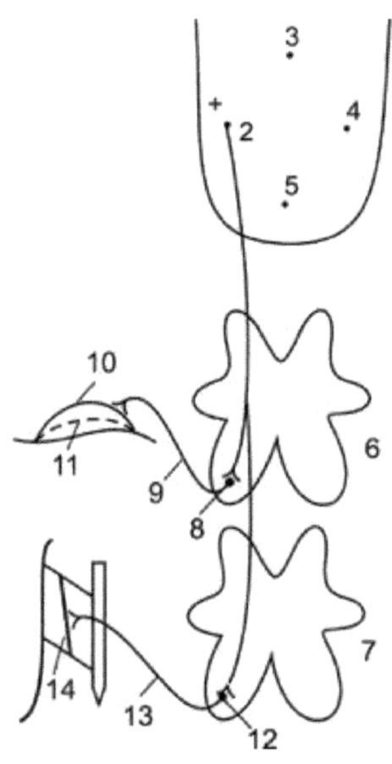

Fig.44

A figura 44 mostra a ligação eferente do neurónio alfa (2) do centro respiratório (CR) situado na medula oblonga (1). Os impulsos do neurónio alfa do CD dirigem-se para os cornos anteriores da medula espinal, quer para os motoneurónios (8) dos 3-5 segmentos cervicais (6) na respiração abdominal, quer para os motoneurónios (12) dos segmentos torácicos na respiração torácica, quer simultaneamente para 8 e 12 na respiração mista. Os impulsos ao longo do axónio (9) do motoneurónio (8) dirigem-se para o diafragma (10), provocando a sua contração (a sua cúpula achata-se - 11), há uma respiração de tipo abdominal. Os impulsos ao longo do axónio (13) do motoneurónio (12) dirigem-se ao músculo intercostal externo (14), provocando a sua contração; ocorre uma inspiração de tipo torácico.

A figura 45 mostra a ligação eferente do neurónio expiratório (5) do centro respiratório (CR) situado na medula oblonga (1). Os impulsos do neurónio expiratório do CD dirigem-se para os cornos anteriores da medula espinal, quer para os motoneurónios (8) dos segmentos torácicos (6) na respiração torácica, quer para os motoneurónios (11) dos 1-2 segmentos lombares na respiração abdominal. Os impulsos ao longo do axónio (9) do motoneurónio (8) vão para o músculo intercostal interno (10), causando a sua contração, as costelas são baixadas ao máximo e ocorre uma expiração profunda do tipo torácico. Os impulsos ao longo do axónio (12) do motoneurónio (11) vão para os

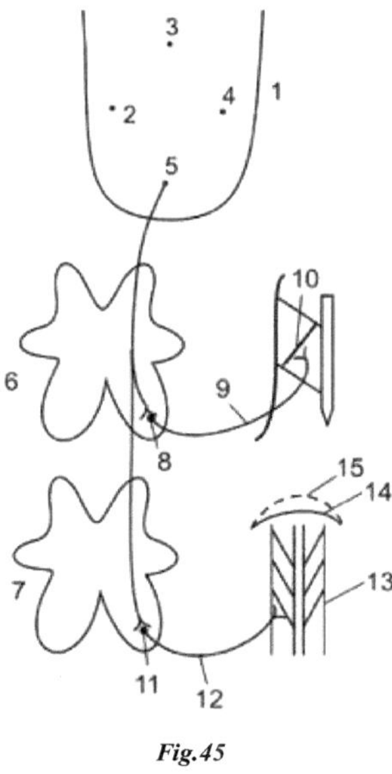

Fig.45

músculos abdominais (13 - músculos rectos e oblíquos do abdómen), provocando a sua contração, como resultado, a pressão intra-abdominal aumenta, a cúpula do diafragma aumenta ao máximo e ocorre uma expiração profunda do tipo abdominal.

A Fig.46 mostra as conexões aferentes dos neurónios alfa (1) e beta (3) do centro respiratório (CR) localizado na medula oblonga (5). Conexões aferentes do neurónio alfa: 1) via aferente (10) dos quimiorreceptores periféricos (6 - PCR), cujo estímulo adequado é a diminuição da tensão de oxigénio no sangue arterial; 2) via aferente (11) dos mecanorreceptores (MR) dos músculos esqueléticos (7), que são excitados pela contração dos músculos esqueléticos, ou seja, pelo exercício físico; 3) via aferente (12) dos MR dos músculos intercostais internos (9), que são excitados durante a sua contração (durante a expiração profunda, por exemplo, durante o esforço físico); 4) via aferente (13) dos MR dos músculos abdominais (8). Assim, em repouso, os impulsos para os neurónios alfa provêm da PCP. Os impulsos provenientes dos MR dos músculos esqueléticos são recebidos apenas durante a carga (regulação de alerta). As outras vias recebem impulsos em situações em que ocorre uma expiração profunda (por exemplo, esforço).

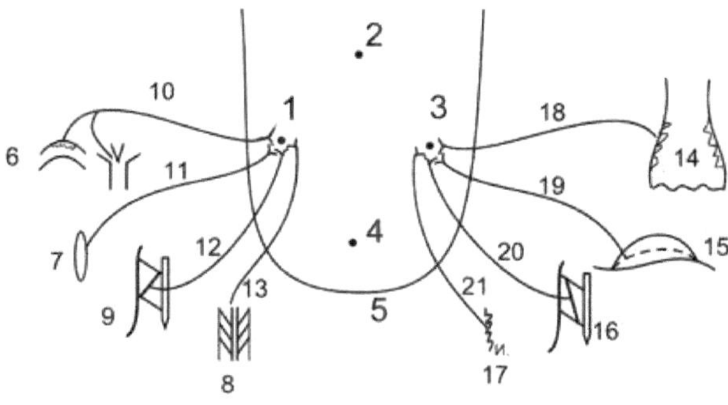

Fig.46

Os impulsos que percorrem todas as vias contribuem para a excitação dos neurónios alfa. É de notar que a excitação do neurónio alfa também ocorre aquando da irritação dos quimiorreceptores centrais localizados na superfície lateral da medula oblonga, cujo estímulo adequado é o aumento da tensão de CO_2 no sangue arterial. As conexões aferentes do neurónio beta são 1) via aferente (18) dos MRs dos alvéolos (14), que são excitados quando os alvéolos estão distendidos (durante a inspiração); 2) via aferente (19) dos MRs do diafragma (15), que são excitados quando o diafragma se contrai; 3) via aferente (20) dos MRs dos músculos intercostais externos (16), que são excitados durante a sua contração (durante a inalação); 4) via aferente (21) dos receptores irritantes (17), que estão localizados nas vias aéreas e são excitados durante o colapso pulmonar. Quando estes receptores são excitados, ocorre a inibição do neurónio beta e é realizada uma inalação profunda (suspiro) - e as partes adormecidas dos pulmões são esticadas. Todas as vias aferentes, com exceção dos receptores irritantes, provocam a excitação dos neurónios beta da CD.

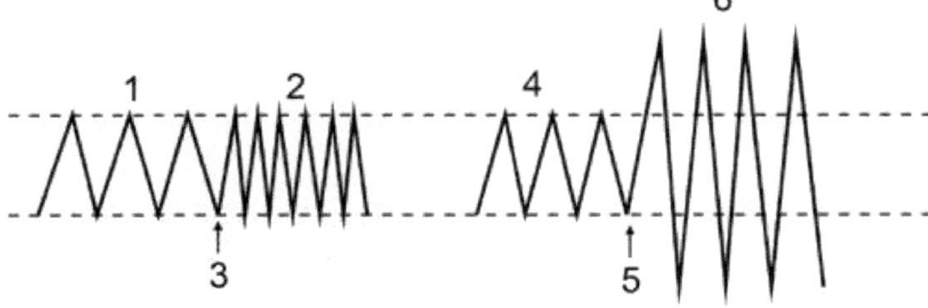

Fig.47

A Fig. 47 mostra o espirograma em repouso (1, 4 - normopneia), com irritação dos quimiorreceptores periféricos (3 - PCR) devido à redução da tensão de O2 no sangue arterial e com irritação dos quimiorreceptores centrais (5 - CXR). O espirograma dado mostra peculiaridades na irritação da PCR e da CXR. Quando a PCR é estimulada, há (3) um aumento da frequência respiratória (FR) sem alteração do volume respiratório (VR) - este tipo de ventilação é chamado taquipneico (2). Quando o CXR é estimulado, há um aumento do DO sem alteração da FC - este tipo de ventilação é chamado hiperpneico (6).

A Fig. 48 mostra o espirograma em repouso (1 - normopnóico), com frequência máxima e respiração profunda (2 hiperventilação). Após uma hiperventilação suficientemente prolongada, ocorre uma paragem respiratória involuntária (3 - apneia) devido a uma diminuição acentuada da tensão de dióxido de carbono no sangue arterial. Após a

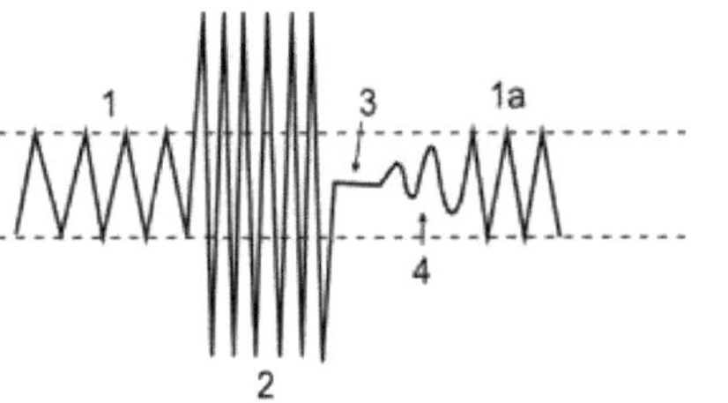

Fig.48

apneia, verifica-se uma diminuição da frequência respiratória e do volume respiratório (hipoventilação). À medida que a tensão de CO2 no sangue arterial normaliza, a frequência e o volume respiratórios são restabelecidos (1a-normopneia).

88

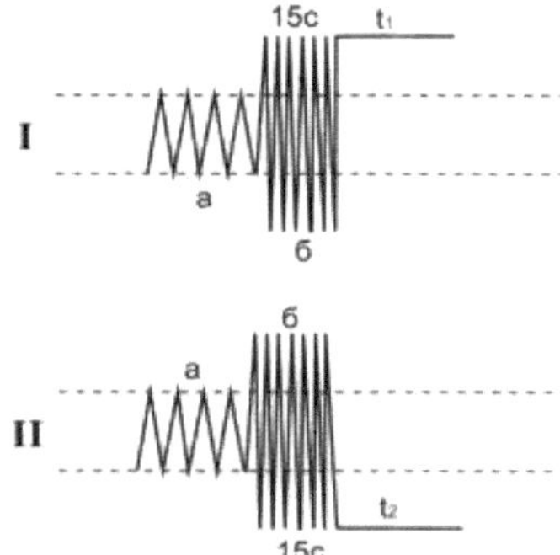
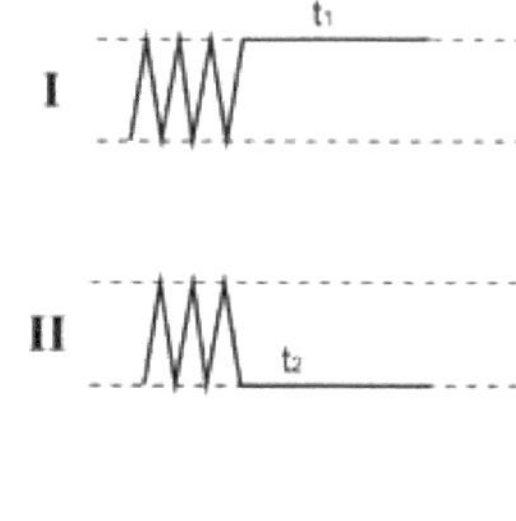

Estes espirogramas reflectem o tempo de retenção máxima da respiração nas seguintes situações: I - tempo (t1) de retenção máxima da respiração na altura da inspiração profunda após 15 seg. de hiperventilação (respiração máxima profunda e frequente); II - tempo (t2) de retenção máxima da respiração na altura da expiração profunda após 15 seg. de hiperventilação; III - tempo (t3) de retenção máxima da respiração durante a respiração calma na altura da inspiração calma; IV - tempo (t4) de retenção máxima da respiração durante a respiração calma na altura da expiração calma. Considerando o mesmo sujeito, o tempo de inspiração mais longo é t1, seguido de t2, depois t3 e o tempo de inspiração mais curto é t4, que depende da percentagem de O_2 e CO_2 no ar alveolar: no primeiro caso a % de CO_2 mais baixa e a % de O_2 mais alta - à medida que nos aproximamos do quarto espirograma, a % de CO_2 aumenta e a % de O_2 diminui. A % de O_2 mais baixa e a % de CO_2 mais elevada são registadas no quarto caso, pelo que esta situação apresenta o tempo máximo de retenção da respiração mais curto. Em todos os casos, após a contenção da respiração, durante algum tempo (até que a respiração calma seja restabelecida), regista-se hiperventilação. É de notar que a frequência respiratória, o volume respiratório e a duração da hiperventilação são os mesmos em todos os casos, porque em todos os casos, no final da retenção da respiração no ar alveolar, a percentagem de CO_2 e O_2 é aproximadamente a mesma.

SISTEMA DIGESTIVO

Métodos de investigação sobre o aparelho digestivo. A digestão na cavidade oral e no estômago

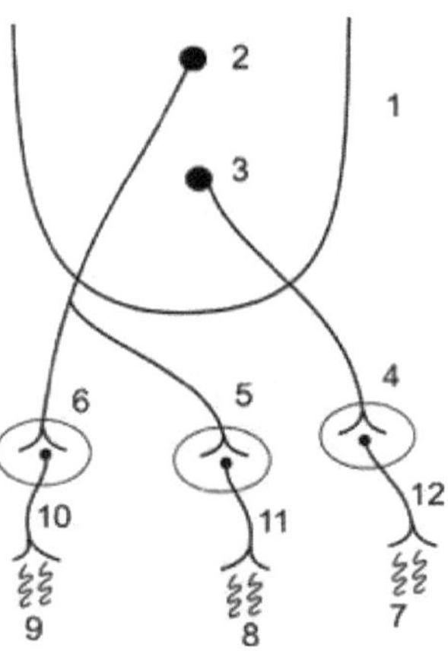

Esquema da regulação nervosa parassimpática da salivação. O centro salivar está localizado na medula oblonga (1) e é constituído por duas secções: o centro salivar superior (2) e o inferior (3). Os impulsos dos quimio, termo e mecanorreceptores da cavidade oral são enviados para o centro salivar através de vias aferentes. Do centro salivar superior, os impulsos chegam, através de vias eferentes, aos gânglios intramurais das glândulas salivares submandibulares (5) e submandibulares (6). A acetilcolina é libertada nas terminações das fibras pós-ganglionares (10,11) que terminam nas glândulas salivares hioide (8) e submandibular (9). A acetilcolina interage com a substância H-colinoreactiva e verifica-se um aumento da função destas glândulas. A partir do centro salivar inferior, os impulsos chegam, através de vias eferentes, ao gânglio intramural da glândula salivar parótida (4). A acetilcolina é libertada nas terminações das fibras pós-ganglionares (12), que terminam na glândula salivar parótida (7). A acetilcolina interage com a substância reactiva H-colina e a função desta glândula é reforçada. Assim, a irritação do nervo parassimpático aumenta acentuadamente (10-15 vezes) a taxa de salivação (taxa de salivação espontânea 0,5-0,7 ml/min) de consistência líquida.

Esquema da regulação da secreção salivar pelo nervo simpático. Os neurónios

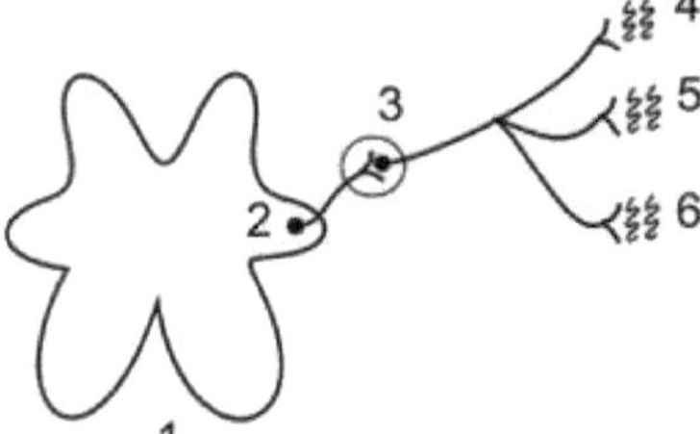

cujas terminações formam o nervo simpático para as glândulas salivares estão localizados nos cornos laterais da medula espinal dos 1-2 segmentos torácicos (1). A acetilcolina é libertada nas terminações das fibras pré-ganglionares, que terminam no gânglio paravertebral (3). A acetilcolina interage com a substância reactiva à H-colina da membrana pós-sináptica, dando origem a um potencial pós-sináptico excitatório (EPSP). Nas terminações das fibras pós-ganglionares, é libertada norepinefrina, que interage com a substância beta1 adrenorreactiva da membrana pós-sináptica das glândulas salivares submandibulares (4), hióideas (5) e parótidas (6) - a taxa de secreção salivar aumenta apenas 1,5-2 vezes. Neste caso, é segregada saliva de consistência espessa (devido a uma grande quantidade de substâncias orgânicas). Esta saliva humedece mal a cavidade oral e cria uma sensação subjectiva de secura na boca.

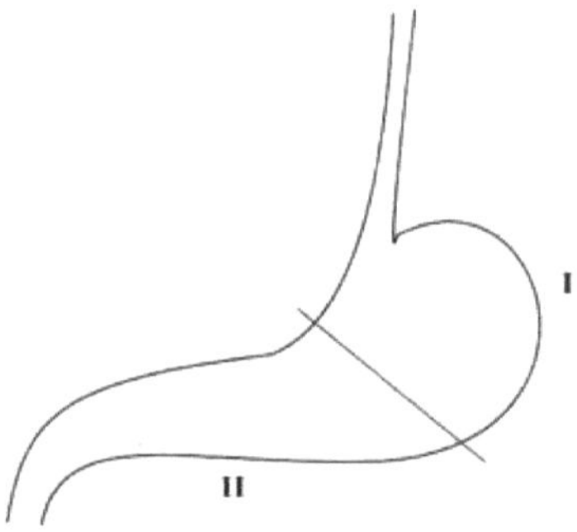

De um ponto de vista funcional, o estômago divide-se em duas partes: o fundo (I) e o piloro (II). Esta divisão deve-se à presença de células glandulares. Na parte fúndica do estômago existem três tipos de células glandulares: 1) células principais, que segregam enzimas do suco gástrico; 2) células suplementares, que segregam muco mucoide; 3) células de revestimento, que contribuem para a secreção de ácido clorídrico. No citoplasma das células de revestimento existe uma enzima carboanidrase, devido à qual, nestas células, se forma ácido carbónico (CO2 + H2O = H2CO3), que se dissocia em catião hidrogénio e anião HCO3. O catião hidrogénio é libertado para a cavidade gástrica, combina-se com o anião cloro e forma-se o ácido clorídrico. Não existem células de revestimento na parte pilórica do estômago, pelo que não se forma ácido clorídrico nesta parte do estômago. Assim, o suco gástrico da parte fundal é mais ácido (pH= 0,7 a 3,0), enquanto na parte pilórica é menos ácido (pH=5-6).

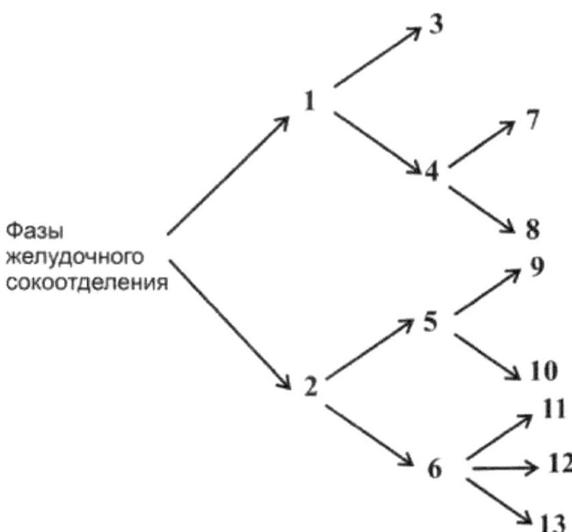

A regulação da secreção do suco gástrico é efectuada em duas fases: fase complexo-reflexa (1) e fase neuro-humoral (2). A fase reflexo-complexa baseia-se em reflexos condicionados (3) e incondicionados (4). O suco gástrico reflexo condicionado é efectuado com a participação obrigatória do córtex dos grandes hemisférios antes da entrada do alimento na cavidade oral. A secreção de suco gástrico devido a reflexos incondicionais é realizada por irritação de quimio, termo e mecanorreceptores da cavidade oral (7) e do estômago (8). O suco gástrico, que é segregado antes da entrada do alimento no estômago (3,4,7), I.P. Pavlov chamou de apetitivo, ou zapal. O significado fisiológico deste suco é preparar o estômago para a ingestão de alimentos e a sua posterior digestão. A fase neuro-humoral da secreção do suco gástrico consiste em duas fases: gástrica (5) e intestinal (6). A fase gástrica (5) é alimentada pelas hormonas gástricas: histamina (9) e gastrina (10). A histamina, ao entrar na circulação sanguínea, aumenta de forma humorística a função das células de revestimento. Esta aumenta a formação de ácido clorídrico e diminui o pH do suco gástrico. A gastrina, ao entrar no sangue, aumenta a função das células principais. Ao mesmo tempo, aumenta a formação de enzimas do suco gástrico. A fase intestinal (6) começa depois de o quimo (uma mistura de alimentos e suco gástrico) entrar no 12º cólon devido às homonas secretina (11), enterogastrina (12) e enterogastrona (13). A secretina é formada a partir da pró-secretina por ação do ácido clorídrico, que entra com o quimo do estômago no 12º intestino. A secretina, ao entrar na circulação sanguínea, inibe humoristicamente a função das células de revestimento (diminui a formação de ácido clorídrico e o pH do suco gástrico aumenta) e aumenta a formação de bicarbonato de sódio no pâncreas. A enterogastrina, que entra no sangue, à semelhança da gastrina, melhora a função das células principais, aumenta a formação de enzimas. A enterogastrina, ao entrar no sangue, inibe humoristicamente a função das células principais.

Uma das formas de estudar a composição e as propriedades do suco gástrico é a experiência da alimentação simulada. Este método é realizado através de duas operações: esofagotomia (incisão esofágica - 1) e fístula gástrica de acordo com Basov (2). Quando o alimento é ingerido num cão deste tipo, não entra no estômago (o esófago está fechado - 3) e cai (4), e o suco gástrico é segregado no estômago devido a uma fase reflexa complexa. Neste método, é possível obter sumo gástrico puro (5) através da fístula.

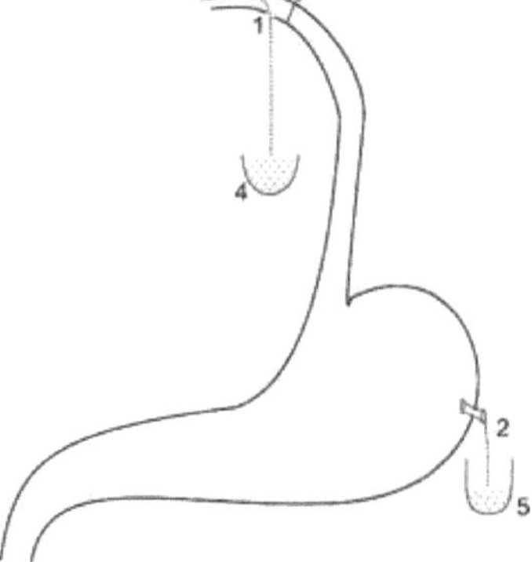

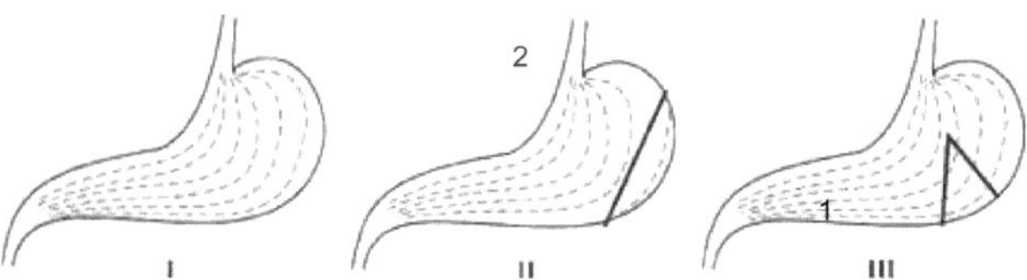

Nestas figuras, a linha pontilhada mostra a direção dos ramos do nervo vago (secretor). A experiência de alimentação simulada permite obter suco gástrico puro, mas é impossível estudar as características da regulação humoral da secreção do suco gástrico. Para estudar a fase humoral da secreção do suco gástrico, o fisiologista alemão R. Heidengain propôs a operação do ventrículo isolado, que foi modificada por I.P. Pavlov. Na operação de R. Heidengain (III), para obter um ventrículo isolado, era efectuada uma incisão gástrica triangular (1). I.P. Pavlov efectuou uma incisão longitudinal (2) para obter um ventrículo isolado (II). Desta forma, a inervação do ventrículo isolado, segundo R. Heidengain, é afetada no ventrículo isolado. Este método permite estudar apenas a fase humoral da secreção do suco gástrico e é impossível estudar a fase complexa-reflexa devido à desnervação do ventrículo isolado. No caso do ventrículo isolado, de acordo com I.P. Pavlov, é possível estudar todas as fases da secreção do suco gástrico, uma vez que a inervação do ventrículo isolado não é perturbada.

Motor e aspiração
função digestiva

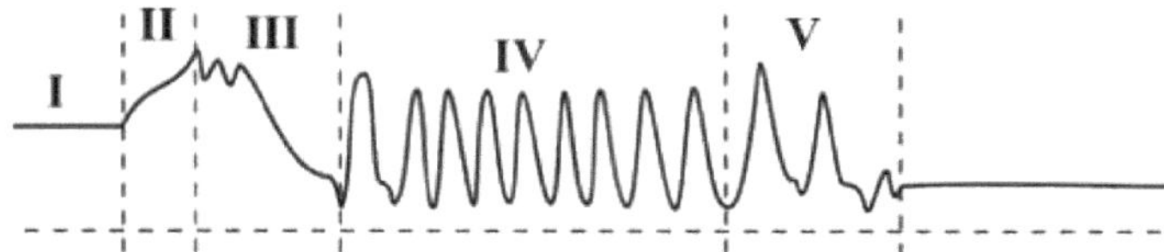

Este esquema mostra o registo da biomecânica do ato mastigatório (Masticaciografia), que regista a alteração da pressão do ar numa braçadeira de borracha fixada sob o maxilar inferior. Existem 5 fases no mastiograma: 1 fase - fase de repouso, a isolinha está fixa (I); 2 fase - introdução do alimento na boca, corresponde à primeira subida da curva (II), cuja altura depende do grau de abertura da boca; 3 fase - oriométrica (fase de adaptação) caracteriza-se por uma curva descendente (III); 4 fase - a fase principal, com subidas e descidas uniformes da curva, cuja amplitude e frequência dependem da consistência dos alimentos e da plenitude do aparelho mastigatório (IV); 5 fase - formação do bolo alimentar e deglutição dos alimentos (V). Pela natureza do síndroma mastigatório é possível avaliar as alterações do sistema mastigatório, a eficácia das medidas ortopédicas e outras medidas terapêuticas.

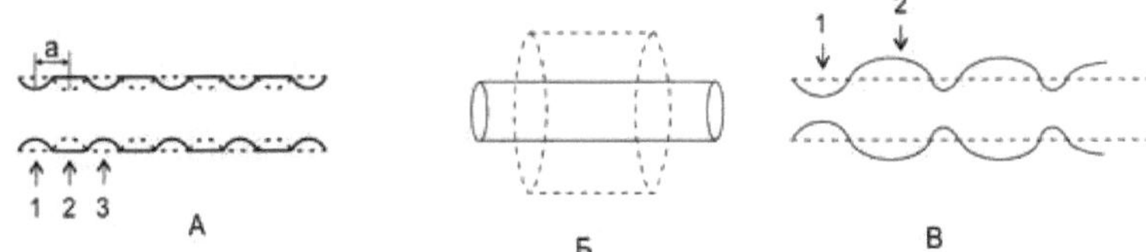

A função motora do intestino delgado é realizada por: segmentação rítmica (A), movimento pendular (B) e movimento peristáltico (C). A segmentação rítmica (A) é realizada pela contração preferencial apenas dos músculos circulares (1,3). Como resultado da contração periódica apenas dos músculos circulares, um pequeno segmento do intestino delgado é dividido ritmicamente em pequenos segmentos (1-1,5 cm) (a). Durante a segmentação rítmica, o quimo é pulverizado. O movimento pendular (B) deve-se principalmente à contração apenas dos músculos longitudinais, que misturam o quimo com o suco intestinal. O movimento peristáltico (C) deve-se à contração coordenada dos músculos circulares e longitudinais: os músculos circulares contraem-se por cima do quimo, enquanto os músculos longitudinais se contraem por baixo, deslocando assim o quimo ao longo do tubo digestivo.

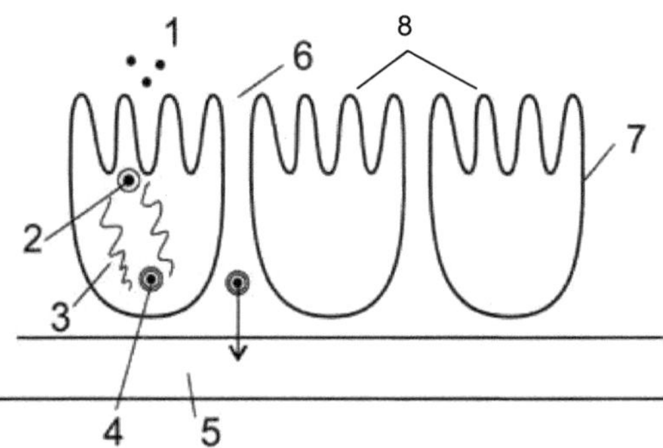

O esquema mostra as fases de absorção das gorduras. Na cavidade intestinal, a gordura é decomposta em glicerol e ácidos gordos sob a influência da enzima lipase. O glicerol é bem solúvel em água e é auto-absorvido. Os ácidos gordos não se dissolvem na água - são absorvidos com a ajuda dos ácidos biliares. A primeira fase da absorção de gorduras ocorre pela penetração dos ácidos gordos através da membrana dos enterócitos (7). Os ácidos gordos presentes na cavidade intestinal (1) combinam-se com a bílis e chegam à membrana do ápice dos enterócitos (8). Aqui, os ácidos gordos atravessam a membrana dos enterócitos e são convertidos em triglicéridos (2). A segunda etapa envolve a passagem dos triglicéridos através da rede endoplasmática do enterócito (3) e a conversão dos triglicéridos em quilomícrons (4 - um complexo de triglicéridos, hidratos de carbono e fosfolípidos). Na terceira etapa, ocorre a penetração do quilomícron do citoplasma do enterócito para o espaço intercelular (6). Na quarta etapa, o quilomícron penetra do espaço intercelular para os capilares linfáticos (5).

Dependendo da localização do processo de digestão, é feita uma distinção entre digestão intracelular e extracelular. No corpo humano, a digestão intracelular tem lugar nos neutrófilos e nos linfócitos. A digestão extracelular tem lugar no trato digestivo. Existem dois tipos de digestão extracelular: 1)

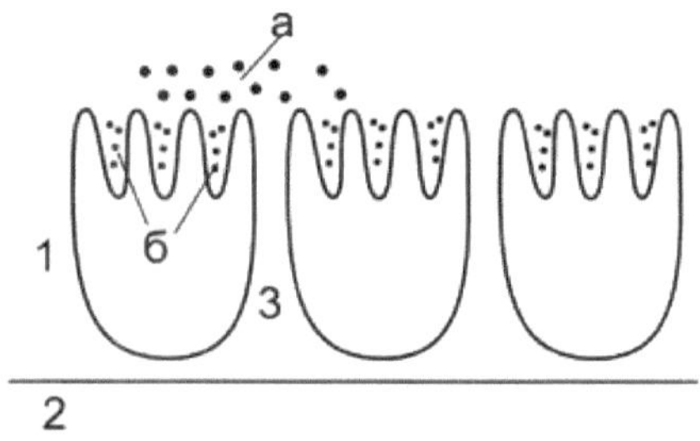

cavidade ou distante (a) e parede ou contacto (b). A digestão cavitária (a) é efectuada à custa de enzimas na cavidade do tubo digestivo, ou seja, a uma distância considerável do local de formação das enzimas, pelo que este tipo de digestão é também designado por distante. A digestão da parede (b) é realizada na superfície da membrana, ou seja, no contacto do quimo com a membrana do enterócito, pelo que este tipo de digestão é também designado por digestão de contacto.

METABOLISMO, TERMORREGULAÇÃO, ÓRGÃOS EXCRETORES E SISTEMA ENDÓCRINO

Metabolismo e energia

Esquema da transformação de energia no organismo. A fonte de energia do organismo são os nutrientes: proteínas (b), gorduras (g) e hidratos de carbono (y). Quando estas substâncias são oxidadas com a ajuda do oxigénio, forma-se energia, parte da qual é dissipada (E1) - é o calor primário, e a maior parte (E2) é convertida em ATP. Quando o organismo necessita de energia, o ATP é decomposto sob a influência da adenosina trifosfatase (atphase). Ao mesmo tempo, uma parte da energia gerada (E3 - calor secundário) é novamente dissipada (perdida pelo organismo) e a maior parte, sob a forma de energia livre (E4), é utilizada pelo organismo. A energia livre é utilizada para o metabolismo básico (WM) e para o ganho de trabalho (WG). A EO é a porção de energia livre que o corpo gasta em três condições padrão: com o estômago vazio (12-14 horas após a última refeição), em repouso muscular (20-30 minutos após uma posição horizontal numa marquesa) e a uma temperatura de conforto, ou seja, no laboratório onde a EO é determinada, a temperatura deve ser de +20+22 graus Celsius. A energia da AO é gasta no ato de respirar (contração dos músculos envolvidos no ato de respirar - e), na sístole ventricular do coração (c), nos processos que ocorrem no néfron (n) e no fígado (p), bem como nos processos de assimilação (ass) que ocorrem em todos os tecidos vivos. A energia do aumento do trabalho é gasta em: 1) a ação dinâmica específica dos alimentos (SDDP), ou seja, a assimilação dos nutrientes. Para a assimilação das proteínas, o organismo gasta 30% da energia da GS, as gorduras - 12-15% e os hidratos de carbono - 4-5%; 2) eficiência física (EF) - qualquer tipo de atividade física; 3) eficiência mental - qualquer tipo de atividade intelectual. Assim, a energia formada no corpo pode ser dividida em dois tipos: 1) energia ligada (calor primário e secundário) - esta energia não pode ser utilizada pelo organismo, é dissipada; 2) energia livre (PA e RP), que o organismo utiliza no processo da sua atividade vital.

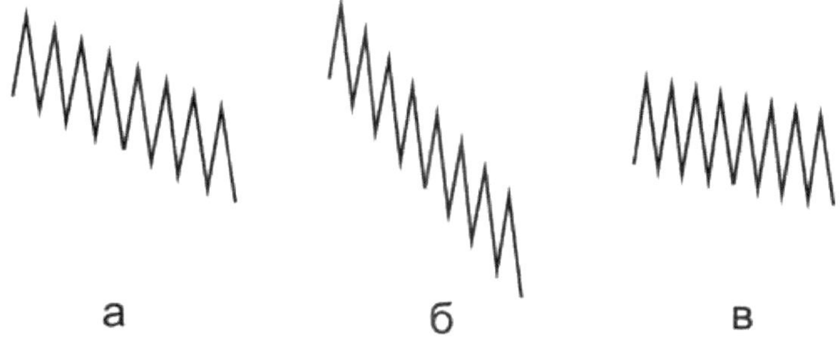

Esquema de uma das formas de determinar o dispêndio energético do organismo (calorimetria indireta) em repouso (c) e durante a realização de uma carga de potência diferente (a,b). O dispêndio energético do organismo pode ser determinado por calorimetria direta (CP) e por calorimetria indireta (CI). Para determinar o dispêndio de energia utilizando a PC, um objeto biológico é colocado numa câmara calorimétrica especial e todos os tipos de calor libertados pelo organismo são tidos em conta. Este método é mais frequentemente utilizado para determinar o dispêndio energético de pequenos animais. Na clínica, utiliza-se a calorimetria indireta, ou seja, a determinação da energia de uma forma indireta. Para este efeito, é necessário determinar os seguintes índices: 1) consumo de oxigénio (PO2) - quanto mais PO2, mais energia o organismo consome. O diagrama mostra a determinação do PO2 utilizando o aparelho de Krogh, sob cuja cúpula é injetado oxigénio e é registado um espirograma no tambor. medida que o oxigénio é utilizado pelo organismo, a cúpula do aparelho é baixada e a inclinação do espirograma é utilizada para determinar a PO2. Ligando os pontos mais baixos do espirograma, obtém-se a hipotenusa do triângulo, onde um cateto reto (ordenada) indica o valor da PO2 e o segundo cateto reto (abcissa) indica o tempo durante o qual a PO2 é anotada; 2) a quantidade de CO2 extraído. Após a determinação destes dois índices, determinamos mais dois índices por método de cálculo: 1) coeficiente respiratório (CR) - é a relação entre o CO2 extraído e a quantidade de PO2. O CR depende da oxidação do nutriente que constitui o dispêndio de energia do organismo: no CR=1,0 o organismo oxida os hidratos de carbono; no CR=0,8 - oxidação das proteínas; no CR=0,7 - oxidação das gorduras; 2) após a determinação do CR, encontramos o equivalente calórico do oxigénio (CEA) - é a energia que o organismo liberta ao consumir 1 litro de oxigénio. O CEA depende do nutriente oxidado no organismo: durante a oxidação dos hidratos de carbono, o CEA=5,05 kcal (21,14 kJ); durante a oxidação das gorduras, o CEA=4,7 kcal (19,64 kJ); durante a oxidação das proteínas, o CEA=4,6 kcal (19,2 kJ). Conhecendo KEK e PO2 média diária em 1min, é possível calcular o consumo de energia de um organismo durante 1 min (PO2 em lHKEC), multiplicando o número recebido por 1440 (número de minutos em 1 dia) encontramos o consumo de energia de um organismo durante um dia.

Termorregulação

Esquema da termorregulação, que é efectuada pelo centro de termorregulação situado no hipotálamo (3). Este centro é constituído por duas divisões: transferência de calor - T/O (4) e produção de calor - T/P (5). Estes dois departamentos estão em dependência recíproca: a excitação de T/O resulta na inibição de T/P e vice-versa. Cada departamento do centro de termorregulação está ligado aos órgãos de trabalho correspondentes: o

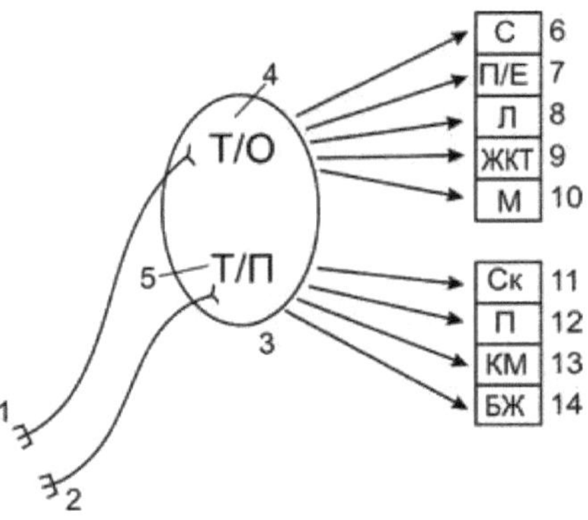

departamento T/O com os órgãos de dissipação de calor, que aumentam a produção de calor do corpo e o preservam do sobreaquecimento; o departamento T/P com os órgãos de produção de calor, que aumentam a formação de calor no corpo e o preservam do arrefecimento excessivo. No corpo existem 4 formas de transferência de calor: 1) condução de calor - este método é realizado pelo contacto direto do corpo com um objeto cuja temperatura é inferior à temperatura do corpo - neste caso, o calor do corpo passa diretamente para aquecer o objeto; 2) convecção - este método é realizado através do movimento do ar aquecido pelo corpo (a ventoinha aumenta a transferência de calor do corpo neste método); 3) radiação de calor - devido à emissão de raios infravermelhos pelo corpo; 4) evaporação - ao evaporar 1 ml de água, o corpo perde 0,58 kcal en Os órgãos de transferência de calor incluem: 1) pele (82% do calor é libertado através da pele). A transferência de calor através da pele é efectuada por dois mecanismos: através de reacções vasculares (6 - quando os vasos se dilatam, a transferência de calor aumenta devido à condução de calor, convecção e radiação de calor, e quando os vasos se contraem, diminui) e do trabalho das glândulas sudoríparas (7 - devido à evaporação); 2) pulmões (L-8) - 13% do calor do corpo é libertado através dos pulmões devido à evaporação; 3) trato gastrointestinal (GI-9) - 4% do calor é libertado pelo corpo através do trato gastrointestinal devido à condução de calor para aquecer os alimentos; 4) aquecimento da urina e das fezes (M-10) - 1% do calor é libertado pelo corpo através do aquecimento da urina e das fezes devido à condução de calor. Os órgãos de produção de calor incluem: 1) músculos esqueléticos (Sk-11) - 60% do calor do corpo é gerado pela contração dos músculos esqueléticos. O calor pode ser gerado pela contração involuntária dos músculos - o corpo treme. O calor gerado pela contração muscular involuntária é designado por termogénese por tremor. A formação de calor pode ocorrer durante a contração muscular arbitrária com a participação do córtex dos grandes hemisférios (um conjunto de contracções musculares arbitrárias provoca um comportamento que é acompanhado por um aumento de calor no corpo); 2) fígado (P-12) - 30% do calor é formado devido a reacções redox no fígado, por isso o fígado é chamado a cozinha bioquímica do corpo; metabolismo celular em órgãos e tecidos (KM-13) - num organismo adulto, 10% do calor é gerado pelo metabolismo celular em órgãos e tecidos do nosso organismo; 4) em crianças recém-nascidas, para além dos acima referidos, os órgãos de produção de calor incluem a gordura castanha (BF-14), que está localizada na região interescapular e na axila. Esta gordura é facilmente oxidada e fornece calor ao corpo (o calor gerado pela oxidação da gordura castanha é designado por termogénese sem gordura). Assim, após a irritação dos termorreceptores térmicos (1), os impulsos chegam, através das vias aferentes, à secção T/O do centro termorregulador. Quando esta secção é excitada, a secção T/P é primeiro inibida. Se necessário, os impulsos da secção T/O, através de vias eferentes, dirigem-se para os órgãos de dissipação de calor correspondentes - a dissipação de calor pelo organismo e a sua proteção contra o sobreaquecimento é aumentada. Quando os termorreceptores de frio (2) estão irritados, os impulsos ao longo das vias aferentes vão para a secção T/P do centro de termorregulação. Quando esta secção é excitada, a secção T/O é inibida primeiro. Se necessário, os impulsos da secção T/P, através das vias eferentes, vão para os órgãos produtores de calor correspondentes - a produção de calor pelo organismo e a sua preservação do arrefecimento é aumentada.

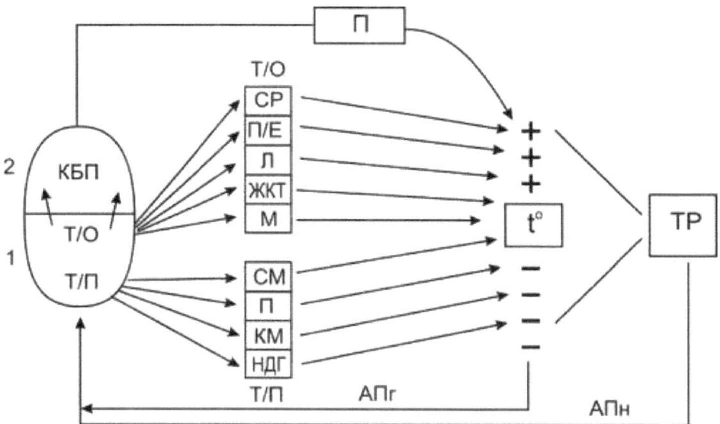

ºUm sistema funcional que mantém a temperatura corporal constante (t). O primeiro elo é o resultado adaptativo útil final - a temperatura corporal (). Quando a temperatura corporal se altera (aumenta ou diminui em relação ao nível ótimo), o segundo elo - receptores específicos (TR - termorreceptores de calor e de frio) - é ativado. O terceiro elo - via aferente: nervo (APn) do TR para o SNC e humoral (APg) - na ação da temperatura do sangue diretamente no SNC. O quarto elo é o SNC, no qual se distinguem dois níveis: 1) hipotálamo (1), onde se situa o centro de termorregulação, constituído por dois departamentos - o centro de dissipação de calor (T/O) e de produção de calor (T/P); 2) o córtex dos grandes hemisférios (2 - HPA). Quinto elo de ação: 5a são os efectores, que se dividem em dois grupos - órgãos de transferência de calor (T/O) e órgãos de produção de calor (T/P). Os órgãos T/O incluem: 1) pele, onde a transferência de calor se deve às reacções vasculares (SR) e à função das glândulas sudoríparas (SG); 2) pulmões (L); 3) trato gastrointestinal (TGI); e 4) aquecimento da urina e das fezes (M). Os órgãos do T/P incluem: 1) músculos esqueléticos (SM), que produzem calor por contração involuntária - termogénese tremor (VT) e por contração voluntária envolvendo o córtex cerebral; 2) fígado (P); 3) metabolismo celular em todos os órgãos e tecidos (CM); 4) oxidação da gordura castanha - termogénese não tremor (NTT); 5b - sistema endócrino, que através de efectores contribuem para a normalização da temperatura corporal. O sexto elo (externo) é o comportamento (B), que se realiza devido a um conjunto de contracções arbitrárias dos músculos esqueléticos com a participação da PMA.

ÓRGÃOS EXCRETORES

Este diagrama mostra os processos que ocorrem no nefrónio. O primeiro processo, a filtração (6), é a passagem de água e de algumas substâncias dos capilares do túbulo (1) para a cavidade da cápsula de Baumann-Schumlansky (4). Através da filtração, forma-se a urina primária (taxa de filtração até 120 ml/min nos homens e até 110 ml/min nas mulheres). A quantidade de urina primária por dia é de 150-180 litros/dia. O segundo processo é a reabsorção (7), ou seja, a absorção de água e de algumas substâncias da cavidade tubular para o sangue da segunda rede capilar (5). O terceiro processo é a secreção (9), ou seja, as substâncias sintetizadas nas células dos túbulos renais são segregadas para a cavidade tubular. Por exemplo, durante a amoniogénese, o

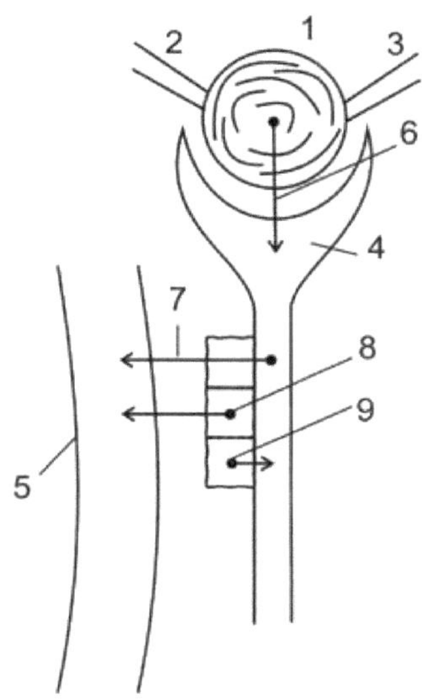

amoníaco é sintetizado nas células dos túbulos renais, que capturam o excesso de iões de hidrogénio do sangue e o amónio é formado e excretado para a cavidade tubular e, posteriormente, combinando-se com iões de cloro, é excretado com a urina final (secundária). Através da reabsorção e da secreção, forma-se a urina secundária ou terminal. A partir de 150-180 litros de urina primária, são formados 1,5-2 litros/dia de urina secundária devido à reabsorção. A urina final excretada é designada por diurese. A diminuição da diurese chama-se oligúria, a ausência - anúria, o aumento - poliúria. O quarto processo - aumento (8) - as substâncias sintetizadas nas células dos túbulos renais são segregadas no sangue (função hormonal dos rins). Entre estas substâncias encontram-se 1) hemopoietinas (leuco-, eritro- e trombopoietinas), que estão envolvidas na formação de elementos formadores do sangue; 2) renina, que converte o angiotensinogénio primeiro em angiotensina I, depois em angiotensina II (vasoconstritor ativo), etc.

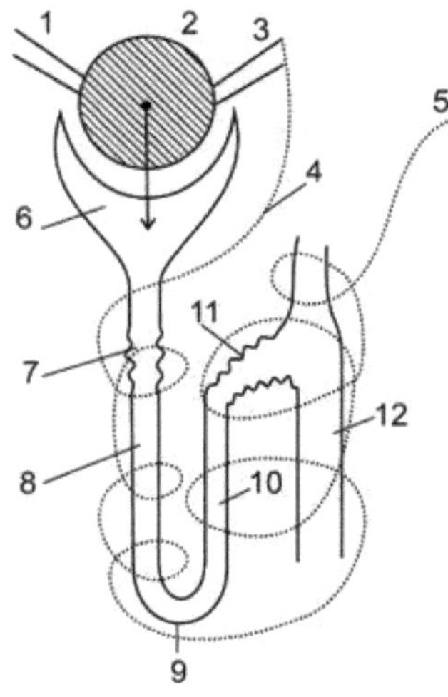

O diagrama mostra a unidade estrutural e funcional do rim - o nefrónio: 1) arteríola de entrada; 2) túbulo (primeira rede capilar); 3) arteríola de entrada; 4) rede capilar secundária; 5) vénula; 6) cavidade da cápsula de Baumann-Shumlansky; 7) túbulo contornado proximal (túbulo contornado de primeira ordem); 8) túbulo descendente direto; 9) ansa de Henle; 10) túbulo ascendente direto; 11) túbulo contornado distal (túbulo contornado de segunda ordem); 12) tubo coletor.

MECANISMO DE ACÇÃO DAS HORMONAS

O esquema mostra o mecanismo de ação extracelular das hormonas (proteínas, catecolaminas, serotonina, histamina). A ação das hormonas consiste na ativação de enzimas - a proteína cinase, que se liga ao 3,5 monofosfato de adenosina cíclico (CAMP). A proteína cinase é constituída por uma subunidade reguladora (P) e uma subunidade catalítica (K). A unidade reguladora combina-se com o CAMP, a proteína cinase dissocia-se para formar um complexo de CAMP com a unidade reguladora (CAMP-P) e a unidade catalítica ativa (K), que activam os processos de fosforilação (f-e) e aumentam a atividade celular. Inicialmente, forma-se um complexo hormona-proteína na superfície da membrana (1), depois é activada a enzima adenilato ciclase (A-za) e inicia-se a síntese de AMPc utilizando a energia do ATP. Segue-se o acoplamento do CAMF

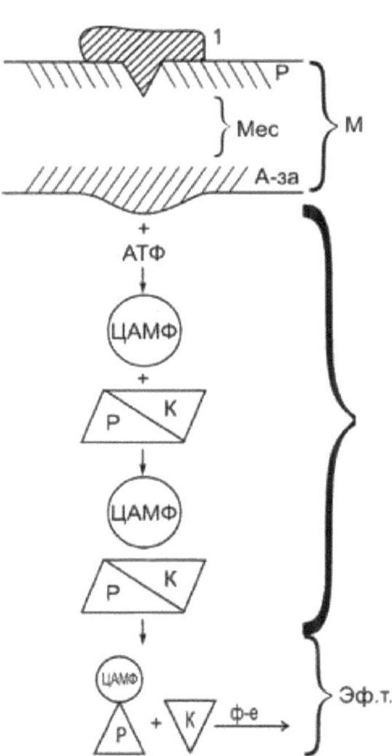

com a unidade reguladora da proetinkinase e a subsequente libertação da parte catalítica ativa da proteína quinase, o que leva à ativação dos processos de fosforilação.

O esquema mostra o mecanismo intracelular de ação das hormonas (hormonas esteróides e hormonas da tiroide). Ocorrem os seguintes processos: penetração da hormona (1) no interior da célula. No citoplasma, forma-se um complexo hormona-carbohidrato-proteína (2), que se dissocia em hormona-proteína (3) e carbohidrato (6). O complexo hormona-proteína penetra no núcleo (5) e actua sobre os filamentos da cromatina (4). Isto produz ARN informativo, que promove a síntese proteica.

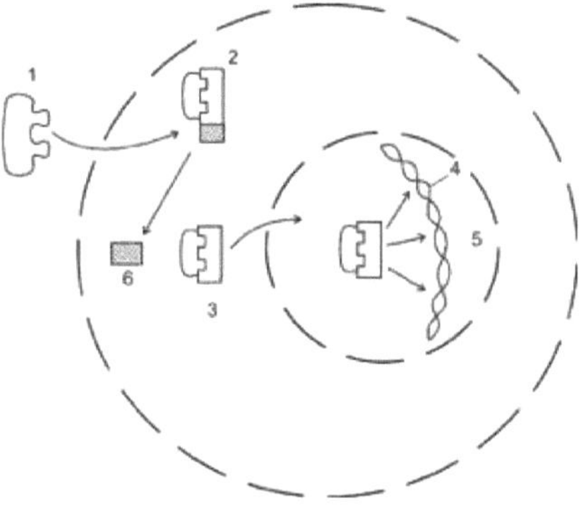

Regulação humoral das glândulas endócrinas

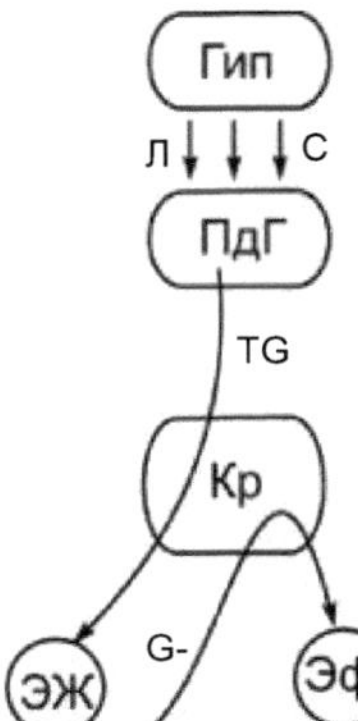

O esquema reflecte o mecanismo humoral de regulação da função endócrina que envolve o sistema hipotálamo-hipofisário. No hipotálamo (Hyp) formam-se as liberinas e as estatinas (L, S) que, através do sistema portal, actuam no lobo anterior da hipófise (PdH) e aumentam (liberinas) ou inibem (estatinas) a síntese das hormonas trópicas correspondentes (TH) que, através do sangue (Kr), actuam nas glândulas endócrinas correspondentes (EG), melhorando a sua função. A hormona efectora libertada (G-e) afecta os órgãos e os tecidos por um mecanismo extra ou intracelular.

Este diagrama mostra a interação entre o sistema hipotálamo-hipófise e as glândulas endócrinas. No hipotálamo (Hyp-1) formam-se as seguintes liberinas: tireoliberina (TLB), somatoliberina (STL), corticoliberina (CLB), foliberina (FLB). Todas as liberinas actuam, através do sistema portal, no lobo anterior da hipófise (PdH - 2), onde são sintetizadas as hormonas trópicas correspondentes. A hormona tiroideia é sintetizada no TLB (3), que actua sobre a glândula tiroide através do sangue (4). Há um

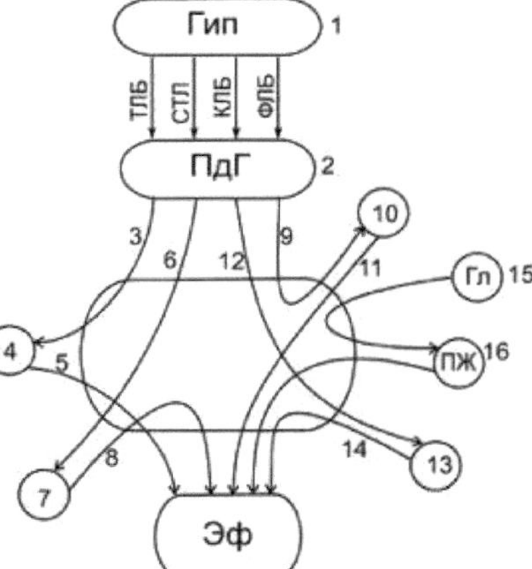

aumento da libertação de tiroxina e de triiodotirosina (5 - hormona efectora da tiroide) no sangue, que actua nos órgãos e nos tecidos através do sangue (Eph). O STL sintetiza a hormona somatotrópica (6), que actua no fígado(7) através do sangue. Há um aumento da libertação de somatomedinas (8) no sangue, que actuam nos órgãos e tecidos através do sangue (Eph). A hormona adrenocorticotrópica é sintetizada na CLB (12), que actua na camada cortical das glândulas supra-renais através do sangue(13). Há um aumento da libertação de corticosteróides no sangue (14), que actuam nos órgãos e tecidos através do sangue (Eph). A hormona folículo-estimulante é sintetizada no FLB (9), que actua sobre as glândulas sexuais através do sangue (10 - nos homens sobre os testículos, nas mulheres sobre os ovários). Há um aumento da libertação de androgénios (nos homens) e estrogénios (nas mulheres) no sangue, que actuam nos órgãos e tecidos através do sangue. O aumento da concentração de glicose no sangue (Gl - 15) actua sobre o pâncreas (PG - 16), a insulina é libertada no sangue, o que aumenta a permeabilidade da membrana à glicose.

ANALISTAS

Visual

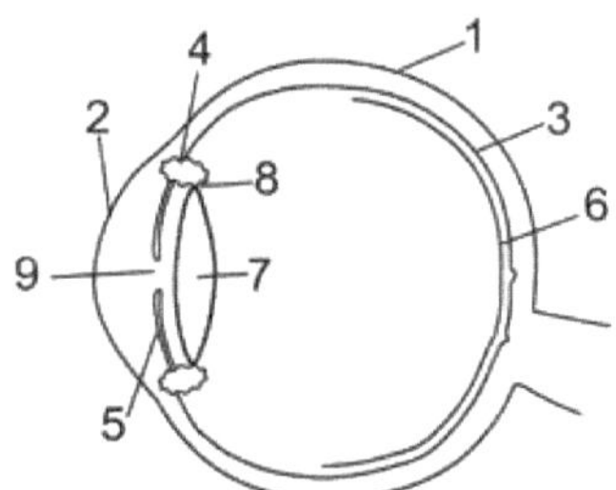

Este esquema mostra as três membranas do olho: I, o invólucro exterior, ou albumina (1), que é convexo e transparente à frente (2) e se chama córnea (córnea); II, o meio, ou vasculatura (3), que se divide em três partes: A vasculatura intrínseca (3), a parte dilatada - o músculo acomodativo, ou corpo ciliar (4) e a íris (5), que é adelgaçada para a frente e determina a cor do olho; III - a parte interna, ou bainha da retina (6), na qual se localizam as células recetoras (bastonetes e cones). A abertura da íris é a pupila (9), que regula o feixe de luz. O poder refrativo do olho é constituído pela córnea (40 dioptrias) e pelo cristalino (7 - 23 dioptrias). Devido à elasticidade do cristalino e do músculo acomodatício, a curvatura do cristalino pode mudar: o cristalino torna-se mais convexo quando se olha para objectos próximos e mais plano quando se olha para objectos distantes.

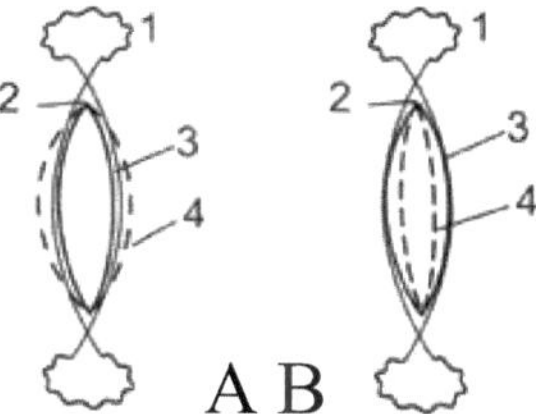

Este diagrama mostra o mecanismo de acomodação do olho (a capacidade do olho para ver claramente objectos próximos (A) e distantes (B). Quando se olha para objectos próximos (A), há uma contração do músculo de acomodação (1), que leva ao relaxamento do ligamento cine (2) e o cristalino (3), devido à sua elasticidade, torna-se mais convexo (4), o poder refrativo aumenta e o olho vê claramente os objectos próximos. Quando se olha para objectos distantes (B), o músculo de acomadação (1) relaxa, o que leva à tensão do ligamento cine (2) e a lente (3), devido à sua elasticidade, torna-se mais plana (4), o poder refrativo diminui e o olho vê claramente os objectos distantes.

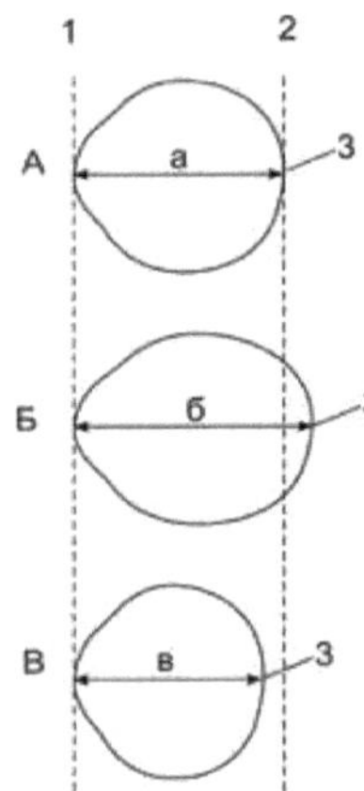

Este diagrama mostra o olho normal, ou emetropia (A) e os tipos de distúrbios de acomodação - miopia, ou miopia (B) e hipermetropia, ou hipermetropia (C). A primeira linha vertical a tracejado (1) reflecte a córnea do olho. A segunda linha (2) reflecte a distância focal. Uma perturbação da acomodação é detectada quando o músculo acomodativo está completamente relaxado. Num olho normal, o foco coincide com a retina (A3). No olho míope, o foco está à frente da retina, ou mais próximo da retina, pelo que este distúrbio de acomodação se chama miopia (B3), o seu eixo anatómico é maior do que no olho normal. No olho hipermétrope, o foco está atrás da retina, ou mais afastado da retina, pelo que esta perturbação de acomodação se designa por hipermetropia (B3), sendo o seu eixo anatómico mais pequeno do que no olho normal. Assim, o distúrbio de acomodação do olho deve-se a alterações no eixo anatómico: na miopia - o eixo anatómico torna-se maior do que o normal, e na hipermetropia - menor do que o normal.

Este diagrama mostra dois olhos míopes com diferentes graus de perturbação da acomodação: miopia grave (A) e miopia menos grave (B). A gravidade da miopia é determinada pela distância entre o foco e a retina: quanto maior a distância, mais grave é a miopia.

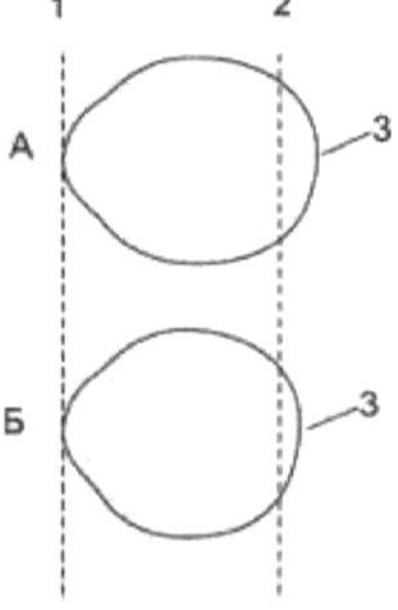

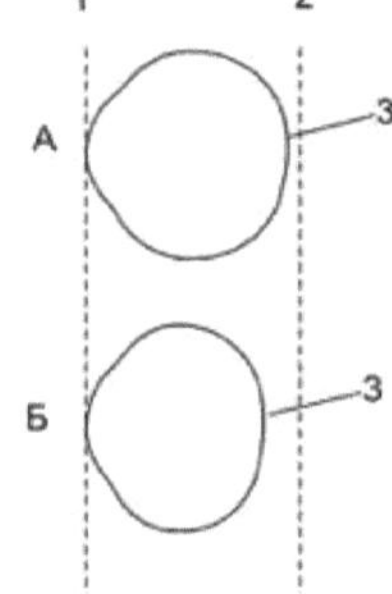

Este diagrama mostra dois olhos hipermétropes com diferentes graus de perturbação da acomodação: hipermetropia grave (B) e hipermetropia menos grave (A). A gravidade da hipermetropia é determinada pela distância entre o foco e a retina: quanto maior a distância, mais grave é a hipermetropia.

Este esquema mostra uma miopia ligeira (A) e uma hipermetropia ligeira (B). Num destes casos, a pessoa não experimenta sensações subjectivas de perturbação da acomodação. A questão é que, para determinar os tipos de perturbações de acomodação do olho, o músculo de acomodação é completamente relaxado através da injeção de atropina no olho. Para corrigir um olho míope, é necessário aumentar a focagem, o que se consegue relaxando o músculo de acomodação. Como este distúrbio de acomodação é detectado no relaxamento máximo do corpo ciliar, a auto-correção por relaxamento do músculo é impossível. Este tipo de perturbação só é corrigido com a ajuda de lentes duplamente côncavas.

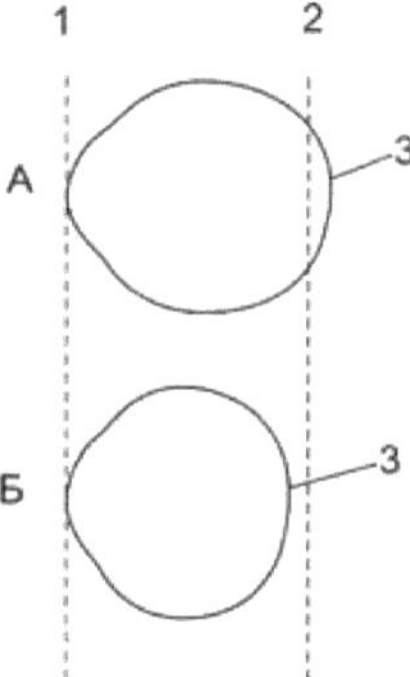

Para corrigir um olho hipermétrope é necessário reduzir a focagem, o que se consegue através da contração do músculo de acomodação. Uma vez que este distúrbio de acomodação é detectado no relaxamento máximo do corpo ciliar, em caso de hipermetropia ligeira, é possível a auto-correção por contração muscular. Este tipo de perturbação pode ser corrigido de forma independente (na hipermetropia ligeira) e com a ajuda de lentes duplo-convexas (na hipermetropia grave).

Auditivo e vestibular

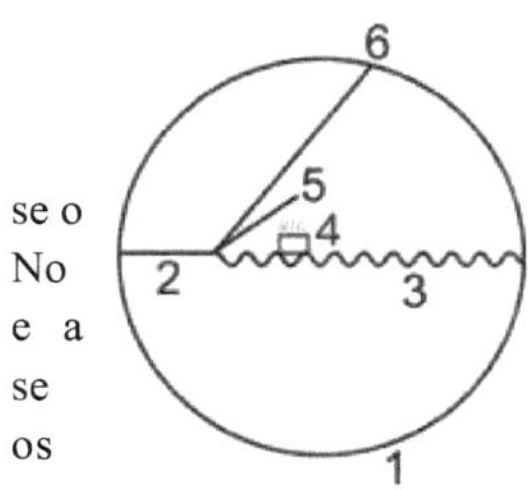

Este diagrama mostra uma secção transversal da cóclea (1). A crista óssea (2), que faz a transição para a membrana basilar (3). Na membrana de base encontra-órgão de Cortium (4), o recetor do analisador auditivo. início da membrana principal, a lâmina de cobertura (5) membrana de Reissner partem dela. Quando a perilinfa move, a membrana principal é deformada (dobrada) e pêlos das células receptoras entram em contacto com a lâmina de cobertura - surge um impulso que chega ao lobo temporal do córtex cerebral (giro de Geschle) através do nervo auditivo - surgem as sensações auditivas.

Este esquema mostra o ouvido interno, que é constituído por: túbulos semicirculares (1,2,3), vestíbulo coclear (4,5) e cóclea (6): base (7) e ápice (8). Os túbulos semicirculares e os receptores vestibulares cocleares estão localizados na cóclea. A cóclea contém receptores para o analisador auditivo. Os receptores dos túbulos semicirculares são representados pela escova de cabelo - o seu estímulo adequado são os movimentos rotativos. Os receptores do vestíbulo coclear

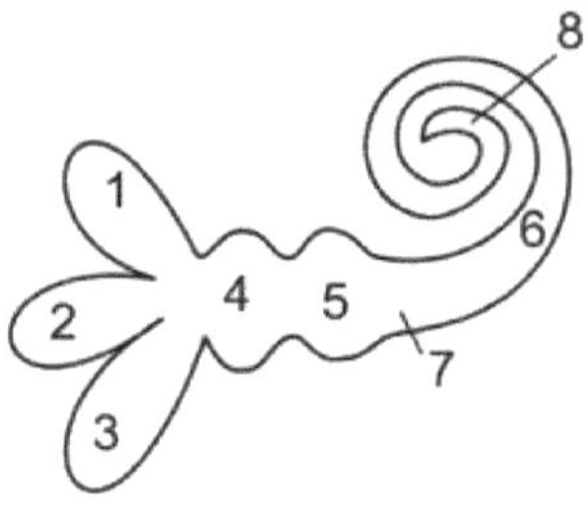

são representados pelo otólito - o seu estímulo adequado são movimentos rectilíneos acelerados e desacelerados, saltos, abanões e inclinação da cabeça.

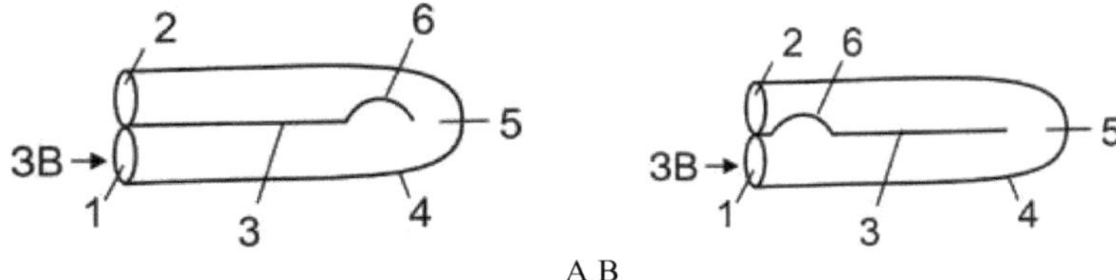

Este esquema ilustra o mecanismo da sensação auditiva durante a ação de sons de baixa (A) e alta (B) frequência. Durante a ação do som de baixa frequência (A) toda a coluna perilímbica desde a base da cóclea (1) até ao seu ápice oscila, pelo que ocorre a flexão da membrana principal (3) na zona do ápice (5), o que promove a excitação dos neurónios do giro de Geschle, levando a sensações auditivas características da perceção de sons de baixa frequência.

Durante a ação do som de alta frequência (B), ocorre a oscilação da perilinfa na base da cóclea, pelo que a flexão da membrana principal (3) ocorre na zona da base (6), o que contribui para a excitação dos neurónios do giro de Geschle, levando a sensações auditivas características da perceção de sons de alta frequência.

MAIOR ACTIVIDADE NERVOSA

Reflexos condicionados e incondicionais

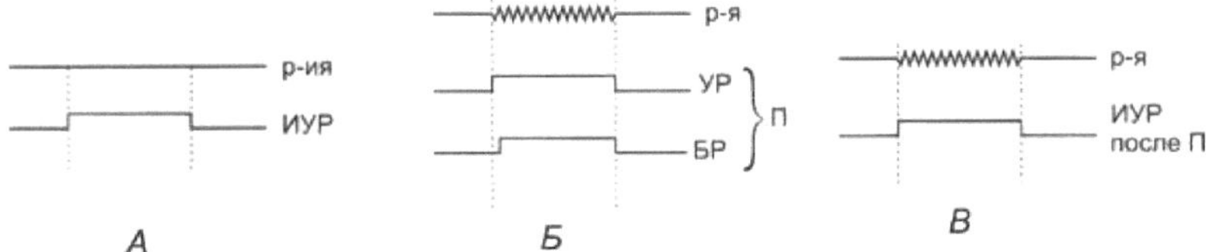

O diagrama mostra o método de desenvolvimento de um reflexo condicionado - a reação do organismo a um estímulo condicionado (indiferente) com a participação obrigatória do córtex dos grandes hemisférios). Quando se utiliza um estímulo condicionado isolado (ICS), não há reação (A). No caso de ação simultânea do estímulo condicionado (SD) e do estímulo incondicionado (CR) (P - reforço), há reação (B). O aparecimento de uma reação à ação de um estímulo condicionado isolado (C) após um reforço repetido (7-10 vezes) indica a formação de um reflexo condicionado.

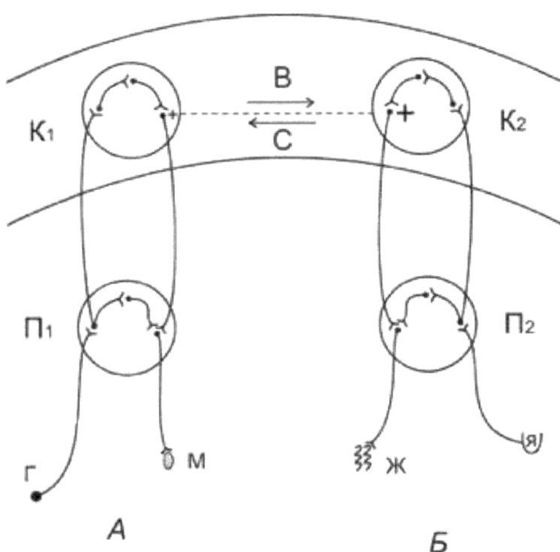

O diagrama mostra o mecanismo de formação de um reflexo condicionado. Segundo a definição de E. Asratyan, um reflexo condicionado é uma síntese de dois ou mais reflexos incondicionais. Desta definição resulta que: 1) um reflexo condicionado é realizado com a participação obrigatória do córtex dos grandes hemisférios - a PMA (a síntese é realizada na PMA); 2) qualquer reflexo condicionado é realizado com base num reflexo incondicionado, pelo que qualquer reflexo incondicionado pode ser condicionado. Este esquema mostra que dois reflexos condicionados (A - reflexo de pestanejar, B - reflexo de libertação salivar) podem ser desenvolvidos com base em dois reflexos incondicionados (reflexos de pestanejar e de libertação salivar). O reflexo incondicionado do pestanejo é realizado pela ação de um estímulo luminoso forte. O reflexo condicionado de pestanejar é realizado por um estímulo alimentar fraco. O reflexo salivar incondicionado realiza-se perante um estímulo alimentar forte, e o reflexo salivar condicionado - perante um estímulo luminoso fraco. Vamos considerar o mecanismo de ocorrência do reflexo salivar condicionado. Para o efeito, procedemos ao reforço da seguinte forma: após um estímulo luminoso fraco (A), actuamos com um estímulo alimentar forte (B). Neste caso, dois focos de excitação (K1 - excitação fraca e K2 - excitação forte) aparecem simultaneamente no PMA. De acordo com o princípio dominante, a excitação fraca espalha-se em direção à excitação forte (C). Com o reforço repetido no córtex dos grandes hemisférios, forma-se uma ligação temporária entre os dois centros. A formação de uma ligação temporária é evidenciada pela presença de salivação aquando da ação isolada de um estímulo condicionado luminoso fraco. Neste caso, o estímulo luminoso provoca uma excitação na PMA (no centro que percepciona o estímulo condicionado - K1), que se propaga através de uma ligação temporária ao centro que percepciona o estímulo alimentar (K2), a partir do qual chegam impulsos às glândulas salivares e ocorre o reflexo salivar.

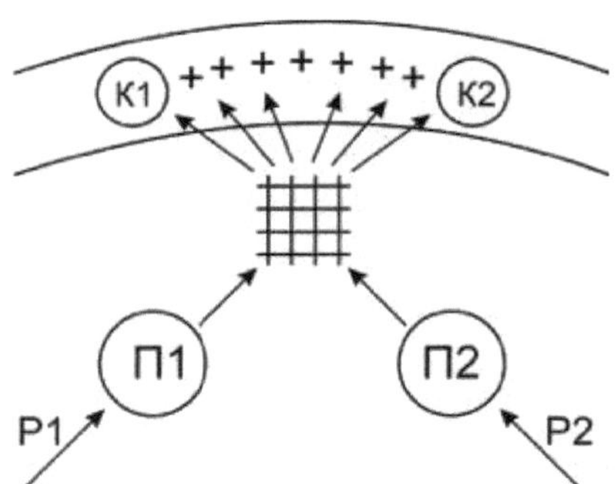

O diagrama mostra o mecanismo de emergência do reflexo condicionado de acordo com a teoria convergente de P.K. Anokhin. A ação simultânea de estímulos condicionados (P1) e incondicionados (P2) (reforço) excita os centros subcorticais (P1 e P2) e, consequentemente, a formação reticular (FR) está envolvida no processo. Da FR saem duas correntes de impulsos (ocorre convergência) para o córtex dos grandes hemisférios, onde a excitação ocorre simultaneamente desde o centro que percepciona o estímulo condicionado (K1) até ao centro que percepciona o estímulo incondicionado (K2). Com o reforço repetido, ocorre uma conexão temporal entre K1 e K2 no córtex dos grandes hemisférios, resultando numa resposta a um estímulo condicionado isolado.

Inibição de GND

O esquema reflecte os tipos de inibição no córtex dos grandes hemisférios (1), ou seja, a atividade nervosa superior (HNA): 1) a inibição incondicional ou externa (T1) é observada nos neurónios do córtex dos grandes hemisférios (2,3); 2) a inibição condicional ou interna (T2), na qual a conexão temporal desaparece ou é enfraquecida (4).

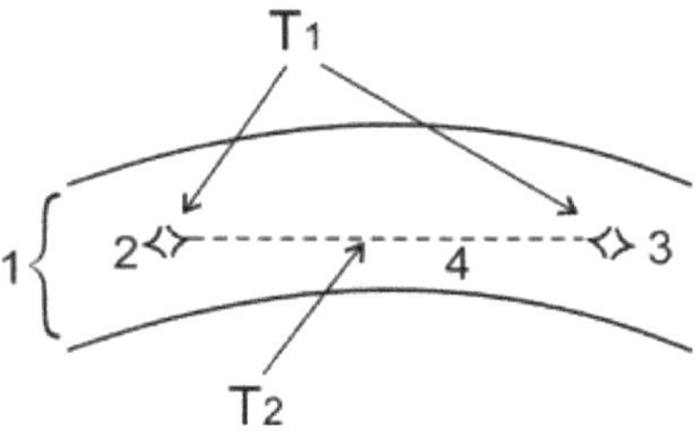

A inibição incondicional inclui: 1) inibição externa (permanente e de extinção); 2) inibição inibitória ou de guarda. A inibição interna ocorre como resultado da cessação do reforço após o desenvolvimento de um reflexo condicionado. Dependendo do método de cessação do reforço, distinguem-se os seguintes tipos de inibição interna: 1) inibição por extinção; 2) inibição por diferenciação; 3) inibição retardada; 4) inibição condicionada.

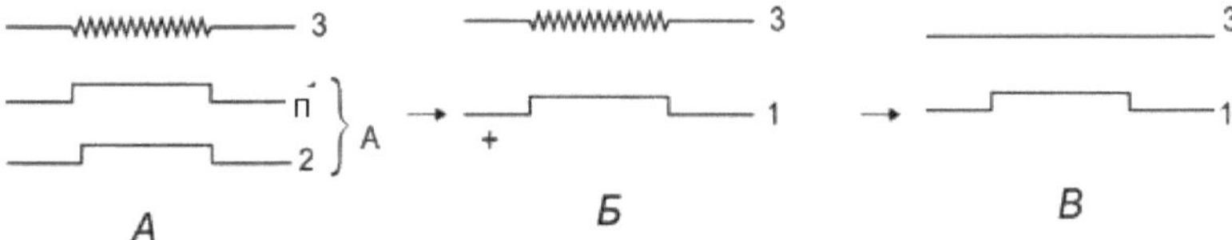

Esta figura mostra a forma como ocorre a extinção da inibição interna. Com o reforço repetido (P), produz-se um reflexo condicionado (A). A ocorrência de um reflexo condicionado (B) é evidenciada pela presença de uma reação (3) à aplicação isiolada do estímulo condicionado (B-1). Após o desenvolvimento do reflexo condicionado, paramos completamente o reforço e logo o reflexo de captura desaparece (C), ou seja, não há reação (B-3) à ação isolada do estímulo condicionado (B-1).

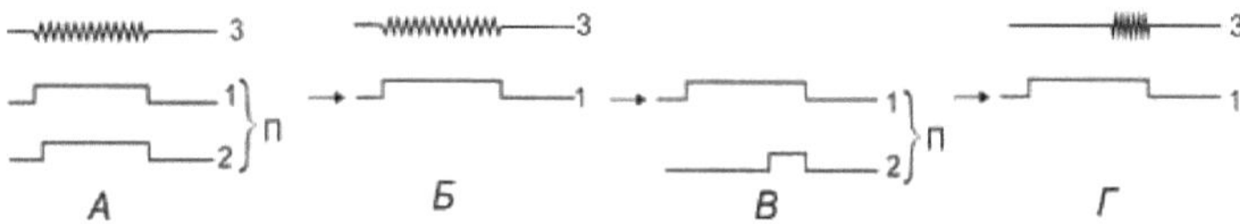

Esta figura mostra a forma como ocorre a inibição interna retardada. Com um reforço repetido (P) produzimos um reflexo condicionado (A). A ocorrência de um reflexo condicionado (B) é evidenciada pela presença de uma reação à aplicação isiolada do estímulo condicionado (B-1). Após o desenvolvimento do reflexo condicionado, continuamos a reforçar periodicamente a ação do estímulo condicionado com a ação do estímulo incondicionado, mas com um grande atraso (C). Após um reforço periódico atrasado, a ação isolada do estímulo condicionado provoca uma resposta atrasada (D).

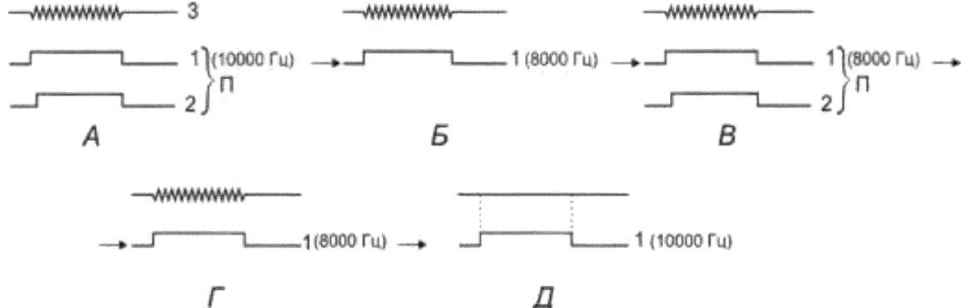

Esta figura mostra o modo de ocorrência da inibição interna de diferenciação. Com reforço repetido (P) desenvolvemos um reflexo condicionado ao som de 10000 Hz (A). Após o desenvolvimento do reflexo condicionado, ocorre a reação à ação do som de 8000 Hz (B). No futuro, a ação do som de 10000 Hz será periodicamente reforçada pela ação do estímulo incondicionado (C), e a ação do som de 8000 Hz não será reforçada. Como resultado, a reação apenas a 10000 Hz é preservada (D), e a reação ao som de 8000 Hz desaparece (E), ou seja, ocorre a inibição da diferenciação.

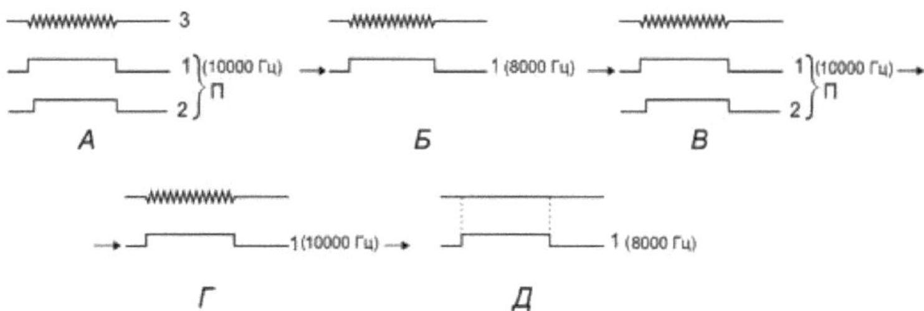

Esta figura mostra o modo de ocorrência da inibição interna condicionada. Com o reforço repetido (P) desenvolvemos um reflexo condicionado a um estímulo luminoso (A). Após o desenvolvimento do reflexo condicionado, a reação ocorre com a ação simultânea de estímulos condicionados de luz e som (B). No futuro, a ação do estímulo luminoso será periodicamente reforçada pela ação do estímulo incondicionado (C), e no caso da ação simultânea da luz e do som não será reforçada. Como resultado, a reação apenas à ação do estímulo luminoso condicionado é preservada (D), e à ação simultânea de luz e som a reação desaparece (E), ou seja, há uma inibição interna condicionada.

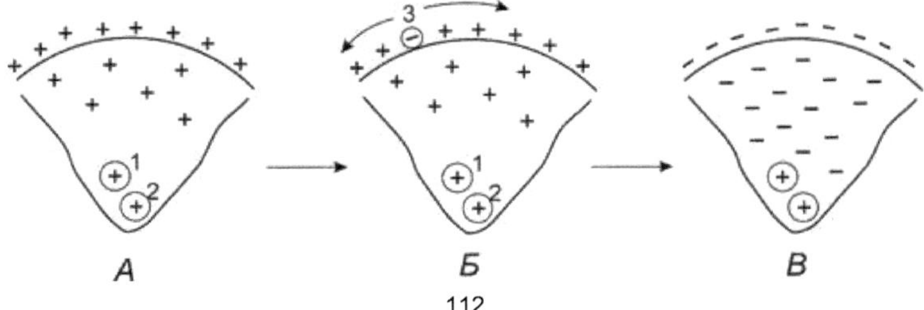

Este diagrama mostra o mecanismo do sono de acordo com I.P. Pavlov. No estado de vigília, o córtex cerebral e as estruturas subcorticais do cérebro estão em estado ativo (A). Sob a ação de um estímulo auditivo ou visual prolongado, ocorre uma inibição local (B-3) no HPA, que irradia para todo o córtex. Em consequência da irradiação, a inibição abrange toda a PMA e as estruturas subcorticais, com exceção dos centros vitais (1,2) - respiratório e vasomotor - ocorre o sono. Assim, de acordo com I.P. Pavlov, o sono é uma inibição derramada do HPA e das estruturas subcorticais do cérebro com preservação da excitação dos centros vitais.

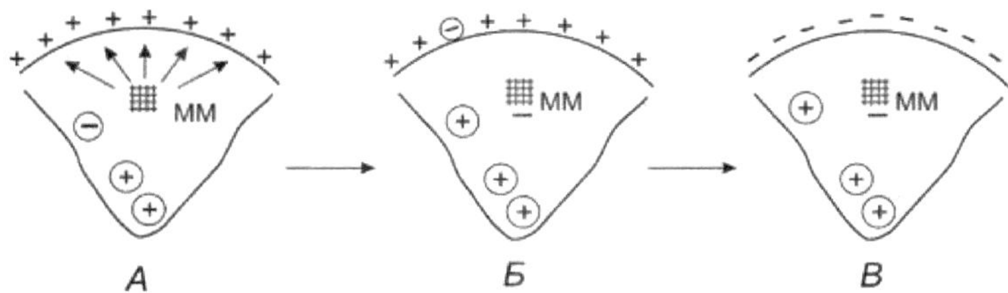

Este esquema mostra o mecanismo do sono segundo P.K. Anokhin. No estado de vigília, o córtex cerebral e as estruturas subcorticais do cérebro estão em estado ativo (A) devido à excitação do centro Magoon-Moruci da formação reticular do cérebro (MM). Simultaneamente, o centro Hess do hipotálamo (D) encontra-se num estado de inibição. Sob a ação de um estímulo auditivo ou visual prolongado, ocorre uma inibição local (B-3) na PMA, devido à qual o centro Hess é excitado e o centro MM é inibido. Como resultado, o fluxo de impulsos activos do centro MM para a PMA pára, e há uma inibição da PMA e das estruturas subcorticais do cérebro, com exceção dos centros vitais (1,2 - respiratório e vasomotor) e do centro Hess - ocorre o sono.

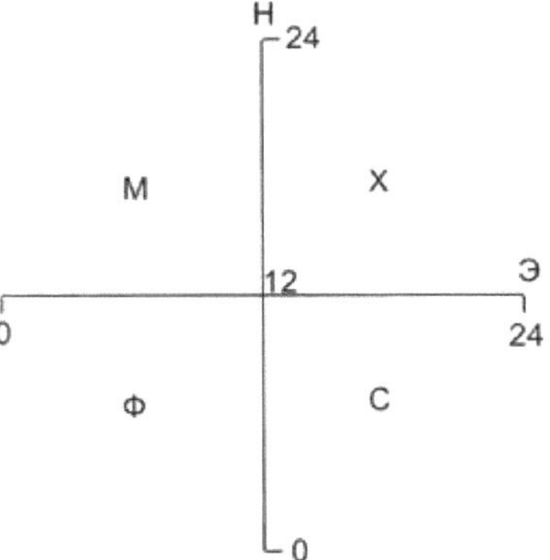

Tipos de GND

Este esquema reflecte o método de determinação da extroversão-introversão de acordo com Eysenck, os tipos de GND de acordo com I.P. Pavlov e os temperamentos de acordo com Hypo-Krat. O eixo das abcissas reflecte o grau de expressão da extroversão: o número de pontos de 0 a 11 - estes são introvertidos; de 13 a 24 - estes são extrovertidos. O eixo das ordenadas reflecte o grau de neuroticismo (estabilidade dos processos nervosos no córtex dos grandes hemisférios): o número de pontos de 0 a 11 - com processos nervosos estáveis; de 13 a 24 - com processos nervosos instáveis. A escala de Eysenck de extroversão-introversão reflecte a propriedade de mobilidade dos processos nervosos de acordo com I.P. Pavlov. A escala de Eysenck de neuroticismo reflecte a propriedade de equilíbrio dos processos nervosos de acordo com I.P. Pavlov. O quadrado inferior direito testemunha um extrovertido estável (sanguíneo segundo Hipócrates, móvel forte, tipo equilibrado segundo I.P.Pavlov). O quadrado superior direito testemunha um extrovertido instável (colérico segundo Hipócrates, móvel forte, tipo desequilibrado segundo I.P.Pavlov). O quadrado inferior esquerdo testemunha um introvertido estável (fleumático segundo Hipócrates, sedentário forte, tipo equilibrado segundo I.P.Pavlov). O quadrado superior esquerdo indica um introvertido instável (melancólico segundo Hipócrates, tipo fraco segundo I.P.Pavlov).

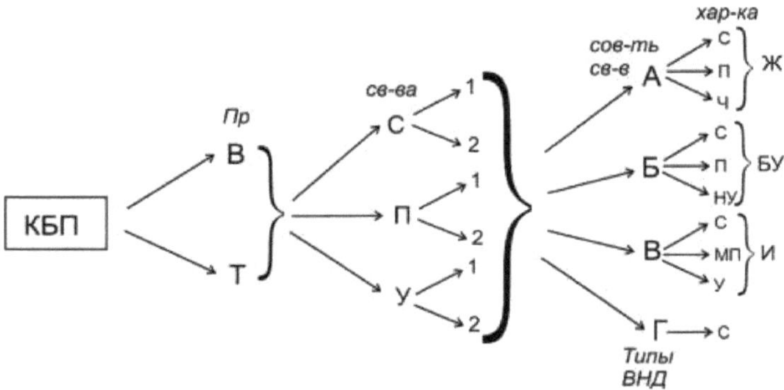

Este diagrama mostra uma breve caraterização dos tipos de E segundo I.P. Pavlov. No córtex dos grandes hemisférios (LHB) existem dois processos (P) - excitação (E) e inibição (T). Cada um destes processos é caracterizado por três propriedades (sv-va): força (C), mobilidade (P - velocidade de mudança do processo de excitação pela inibição e vice-versa), equilíbrio (U - determinado pela correspondência da força dos processos excitatórios e inibitórios). De acordo com cada propriedade separadamente, todas as pessoas são divididas em dois tipos (1,2): pela força - fortes e fracos; pela mobilidade - móveis e sedentários (inertes); pelo equilíbrio - equilibrados e desequilibrados (descontrolados). De acordo com a totalidade das três propriedades (a combinação das propriedades), todas as pessoas podem ser divididas em quatro tipos de GND (A, B, C, D). Característica (caraterística) do tipo A - forte (c), móvel (p) e equilibrado (y), ou animado (L). Tipo B - forte (c), móvel (p) e desequilibrado (nu), ou desenfreado (BU). Tipo C - forte (c), pouco móvel (mp) e equilibrado (u), ou inerte (I). Tipo D - fraco (s).

Este quadro mostra a interação entre os tipos de GND segundo Pavlov, a extroversão-introversão segundo Eysenck e os temperamentos segundo Hipócrates. Hipócrates distinguiu quatro temperamentos pelo rácio de diferentes fluidos corporais: sanguíneo (Sa), colérico (X), fleumático (F) e melancólico (M). I.P. Pavlov distinguiu quatro tipos de GND pelas propriedades dos processos de excitação e inibição na PMA. I.P. Pavlov distinguiu três propriedades: força dos processos excitatórios e inibitórios (S), mobilidade (M) e equilíbrio destes processos (E). Como se pode ver no quadro, o primeiro tipo (I) é forte, móvel e equilibrado, ou seja, calmo; o segundo tipo (II) é forte, móvel, mas desequilibrado com predominância de processos de excitação, ou seja, sem controlo; o terceiro tipo (III) é forte, sedentário e equilibrado, ou seja, inerte; o quarto tipo (IV) é fraco, ou seja, todas as propriedades são fracamente expressas. Eysenck atribuiu duas propriedades para a caraterização dos tipos de pessoas: 1) expressão da extroversão-introversão (E), com base na qual todas as pessoas podem ser divididas em extrovertidas e introvertidas; 2) neuroticismo (N), ou seja, estabilidade dos processos nervosos, com base na qual todas as pessoas podem ser divididas em estáveis e instáveis. De acordo com a totalidade destas propriedades, todas as pessoas podem ser divididas em quatro tipos: 1) extrovertido estável; 2) extrovertido instável; 3) introvertido estável; 4) introvertido instável. O quadro mostra que a extroversão-introversão segundo Eysenck corresponde à mobilidade dos processos nervosos segundo I.P. Pavlov, e o neuroticismo segundo Eysenck corresponde ao equilíbrio dos processos nervosos segundo I.P. Pavlov. Assim, o primeiro tipo de acordo com I.P. Pavlov é um sanguíneo de acordo com Hipócrates, ou um extrovertido estável de acordo com Eysenck; o segundo tipo de acordo com I.P. Pavlov é um colérico de acordo com Hipócrates, ou um extrovertido instável de acordo com Eysenck; o terceiro tipo de acordo com I.P. Pavlov é um sanguíneo de acordo com I.P. Pavlov.O terceiro tipo, segundo I.P. Pavlov, é fleumático, segundo Hipócrates, ou introvertido estável, segundo Eysenck; o quarto tipo, segundo I.P. Pavlov, é melancólico, segundo Hipócrates, ou introvertido instável, segundo Eysenck.

Св-ва \ Типы			I	II	III	IV
П А В Л О В	С		+	+	+	−
П А В Л О В	П		+	+	−	−
П А В Л О В	У		+	−	+	−
АЙЗЕНК	Э	Э	+	+	−	−
АЙЗЕНК	Э	И	−	−	+	+
АЙЗЕНК	Н	С	+	−	+	
АЙЗЕНК	Н	НС	−	+	−	+
ГИПОКРАТ			С	Х	Ф	М

EMOÇÕES, MOTIVAÇÕES BIOLÓGICAS E STRESS

A fisiologia das emoções

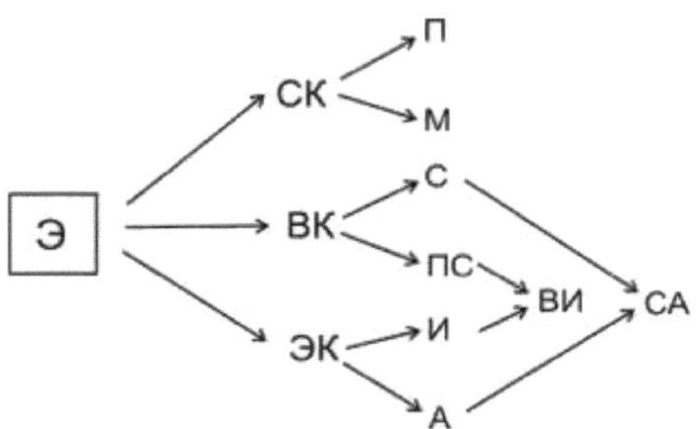

Um esquema que reflecte os componentes da emoção (E). Qualquer emoção inclui os seguintes componentes: 1) componente somática (SC) devido a alterações no tónus dos músculos do tronco e dos membros (neste caso, a postura de uma pessoa no espaço muda - P), bem como alterações no tónus dos músculos mímicos (neste caso, a expressão facial de uma pessoa muda (M); 2) componente vegetativo (VC) devido a alterações no tom das secções simpática (S) e parassimpática (PS) do sistema nervoso autónomo (SNA); 3) componente endócrino (CE) devido a alterações na função do pâncreas (alteração na concentração de insulina no sangue - I) e na camada cerebral das glândulas supra-renais (alteração na concentração de adrenalina e noradrenalina no sangue - A). A ativação da secção simpática do SNA é normalmente acompanhada pela ativação da função da camada cerebral das glândulas supra-renais, ou seja, a ativação do sistema simpatoadrenal (SA). A ativação do SNA parassimpático é acompanhada pela ativação do pâncreas, ou seja, a ativação do sistema vago-insulina (VI).

Motivações biológicas

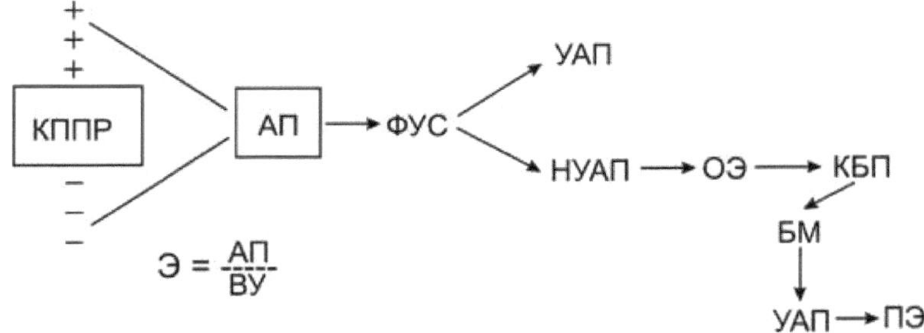

O diagrama mostra a formação de emoções negativas (NE) e positivas (PE) na perspetiva dos sistemas funcionais do organismo. No início, há um desvio de qualquer resultado adaptativo útil final (KPPP) do nível ótimo no sentido da diminuição ou no sentido do aumento - isto leva à formação da necessidade real do organismo (NA), cuja satisfação (UAP) pode ser realizada à custa da reserva interna do sistema funcional correspondente (FUS). Se, com a inclusão de todos os factores do FUS, não for satisfeita a necessidade interna real (NIAP), surge uma emoção negativa (um sinal sobre a necessidade de incluir no trabalho do FUS uma ligação externa - comportamento), a excitação do hipotálamo passa para o córtex dos grandes hemisférios, devido ao que ocorre a motivação biológica (BM - um ato comportamental intencional). Se o BM satisfaz uma necessidade real do organismo, surge uma emoção positiva (AP), se o BM não satisfaz a AP, persiste uma emoção negativa. Do ponto de vista dos sistemas funcionais de um organismo, a emoção (E) é uma relação entre a necessidade real (AP) e a probabilidade de satisfação (PI) desta necessidade (E=AP/PI). Assim, o papel biológico das emoções negativas é que a sua ocorrência atesta a impossibilidade de satisfação da PA pelas reservas funcionais de um organismo e a necessidade de realizar um comportamento com um objetivo. Neste caso, um comportamento é substituído por outro até que a necessidade real seja satisfeita. Um indicador da satisfação do PA é o aparecimento de uma emoção positiva.

Mecanismo de stress

С → К → Г → КЛБ → ПдГ → АКТГ → КНП → КСТ → ТК → ПУ

Este esquema reflecte a sequência de processos que ocorrem sob stress (C), um mecanismo humoral que aumenta a resistência dos tecidos (TR). O stress (C) afecta o córtex cerebral (C), a partir do qual os impulsos fluem para o hipotálamo (H). O hipotálamo segrega corticoliberina (CLB), que afecta o lobo anterior da hipófise (PdH). O lobo anterior da hipófise segrega a hormona adrenocorticotrópica (ACTH), que influencia humoralmente o córtex suprarrenal (ACP). O córtex suprarrenal segrega corticosteróides (ACTH), que influenciam humoristicamente os tecidos do corpo (TC), resultando numa maior resistência ao stress (STS).

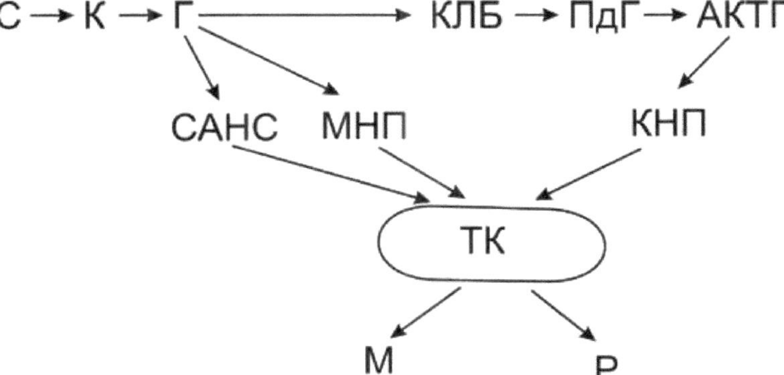

O esquema mostra o mecanismo nervoso e humoral de mobilização (M) e de resistência (R) dos sistemas funcionais do organismo (FUS) sob stress. O stress (C) actua sobre o córtex dos grandes hemisférios (K), de onde partem os impulsos para o hipotálamo. Daí resulta uma influência nervosa e humoral do hipotálamo sobre o FUS. O hipotálamo segrega corticoliberina (CLB), que influencia o lobo anterior da hipófise (PdH). O lobo anterior da hipófise segrega a hormona adrenocorticotrópica (ACTH), que influencia humoralmente o córtex suprarrenal (ACP). O córtex suprarrenal segrega corticosteróides, que afectam humoristicamente os tecidos do corpo (TC), aumentando a sua resistência (resistência) à ação do stress (P). Simultaneamente, através das vias eferentes, os impulsos nervosos chegam à medula suprarrenal (AMP), sendo libertadas dopamina, norepinefrina e adrenalina (catecolaminas), que actuam sobre os tecidos em consequência da mobilização de FUS (M). Além disso, o hipotálamo aumenta o tónus da secção simpática do sistema nervoso autónomo (SANS), o que leva também à mobilização de FUS. Assim, sob a ação do stress, há mobilização do FUS devido à ativação do sistema simpatoadrenal (aumento do tónus do SANS e reforço da função da camada cerebral das glândulas supra-renais) e ao aumento da resistência (estabilidade) destes sistemas.

Sistemas de realização de stress

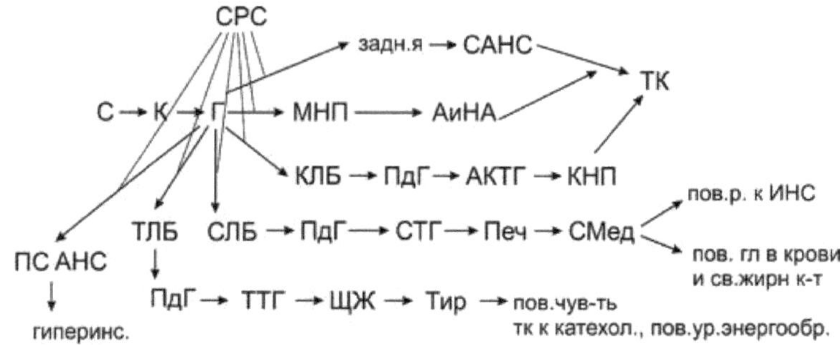

Este esquema mostra o mecanismo de ativação do sistema de libertação do stress (SRS) sob a ação do stress (C) no organismo. O stress (C) influencia o córtex dos grandes hemisférios (K) e, através dele, o hipotálamo, o que leva à ativação do SRS: 1) excitação dos núcleos posteriores do hipotálamo, ou seja, ativação da secção simpática do sistema nervoso autónomo (SANS), acompanhada de uma mobilização do sistema cardiovascular, da respiração e dos músculos esqueléticos; 2) ação nervosa sobre a camada medular da glândula suprarrenal (MLA), que leva à libertação de adrenalina e de noradrenalina no sangue, o que provoca um aumento da PA, do débito cardíaco, dos ácidos gordos livres e dos níveis de glicose. Estes dois sistemas (1,2) são frequentemente combinados como sistema simpatoadrenal; 3) ativação do sistema adrenocortical: libertação de corticoliberina (CLB), que afecta o lobo anterior da hipófise. A libertação da hormona adrenocorticotrópica (ACTH) aumenta, o que, através do córtex suprarrenal, aumenta a libertação de glucocorticóides. Estas hormonas aumentam significativamente as reservas energéticas do organismo - os níveis de glicose e de ácidos gordos livres aumentam. Além disso, a ACTH aumenta a produção de aldosterona, que inicialmente aumenta a reabsorção de iões sódio e através do sistema de contracorrente pivotante aumenta a reabsorção de água, o que acaba por aumentar a PA; 4) ativação do sistema somatotrópico: a libertação de somatoliberina (SLB), que afecta o lobo anterior da hipófise (PdH). A libertação da hormona somatotrópica (STH) aumenta, o que, através do fígado (Pech), aumenta a libertação de somatomedinas (Smed), o que leva ao aumento da resistência à insulina, à mobilização acelerada de gorduras armazenadas no corpo - aumenta o teor de glicose no sangue e de ácidos gordos livres; 5) ativação do sistema tiroideu: libertação de tirolibina (TLB), que afecta o lobo anterior da glândula pituitária (PdH). A libertação da hormona tireotrópica (TTH) aumenta, o que, através da glândula tiroide (tiroide), aumenta a libertação de tiroxina e triiodotirosina (Tir), o que leva a um aumento da sensibilidade às catecolaminas, o nível de formação de energia aumenta; 6) a atividade do sistema parassimpático do sistema nervoso autónomo (PSANS) aumenta, o que leva à hiperinsulinemia.

ÍNDICE DE CONTEÚDOS

IRRITANTES. LEIS DA IRRITAÇÃO DOS TECIDOS EXCITÁVEIS 4

BIOPOTENCIAIS 8

PROPRIEDADES DOS MÚSCULOS 12

PROPRIEDADES DOS NERVOS. SINAPSE MIONEURAL 18

SISTEMA NERVOSO AUTÓNOMO (ANS) 23

SISTEMA NERVOSO CENTRAL (SNC) 26

REGULAÇÃO FISIOLÓGICA 37

SISTEMA CARDIOVASCULAR 43

FISIOLOGIA DO SANGUE 60

FISIOLOGIA RESPIRATÓRIA 76

SISTEMA DIGESTIVO 90

METABOLISMO, TERMORREGULAÇÃO, ÓRGÃOS EXCRETORES E SISTEMA ENDÓCRINO 96

ÓRGÃOS EXCRETORES 101

MECANISMO DE ACÇÃO DAS HORMONAS 103

ANALISTAS 105

ACTIVIDADE NERVOSA SUPERIOR 109

EMOÇÕES, MOTIVAÇÕES BIOLÓGICAS E STRESS 116

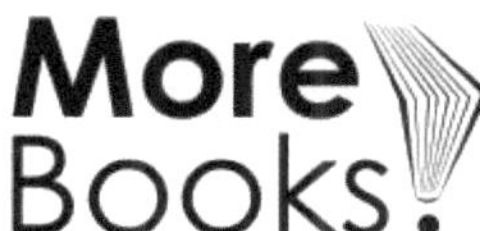

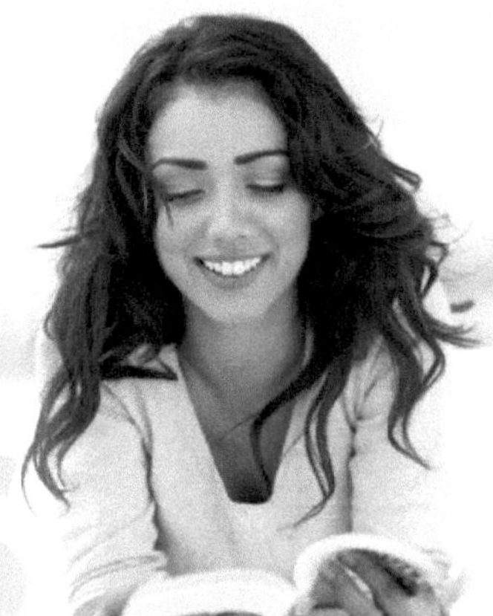

I want morebooks!

Buy your books fast and straightforward online - at one of world's fastest growing online book stores! Environmentally sound due to Print-on-Demand technologies.

Buy your books online at
www.morebooks.shop

Compre os seus livros mais rápido e diretamente na internet, em uma das livrarias on-line com o maior crescimento no mundo! Produção que protege o meio ambiente através das tecnologias de impressão sob demanda.

Compre os seus livros on-line em
www.morebooks.shop

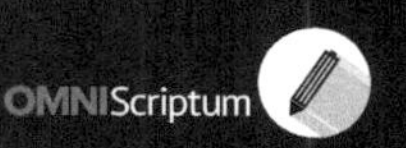

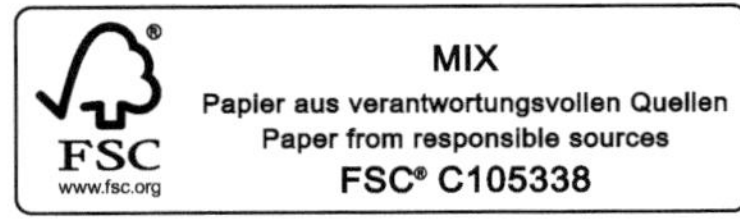

Printed by Books on Demand GmbH, Norderstedt / Germany